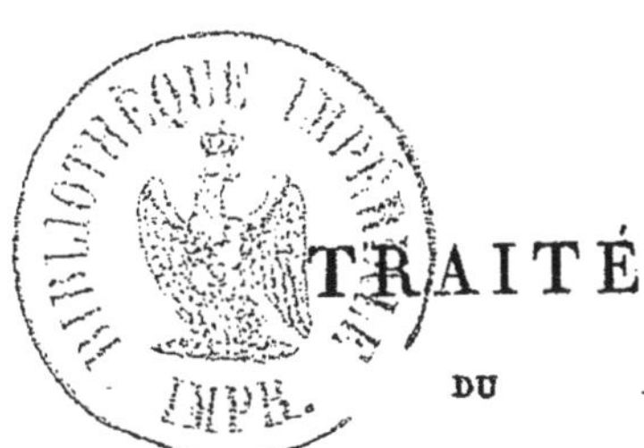

TRAITÉ

DU

STRABISME

ET DU

BÉGAIEMENT.

Ouvrage du même Auteur.

De la Compression dans le Traitement des Maladies chirurgicales. Thèse d'agrégation, 1839, in-4°.

PARIS. — IMPRIMERIE DE BOURGOGNE ET MARTINET, rue Jacob, 30.

TRAITÉ
DU
STRABISME
ET DU
BÉGAIEMENT

SUIVI

DE QUELQUES CONSIDÉRATIONS NOUVELLES
SUR LA GUÉRISON DE LA MYOPIE, DE L'AMAUROSE PAR RÉTRACTION
MUSCULAIRE, ET DU MOUVEMENT CONVULSIF DES YEUX
PAR LA DIVISION DES MUSCLES DE L'OEIL,

PAR

J.-E. DUFRESSE-CHASSAIGNE,

Docteur en médecine de la Faculté de Paris, professeur
particulier d'anatomie et de chirurgie.

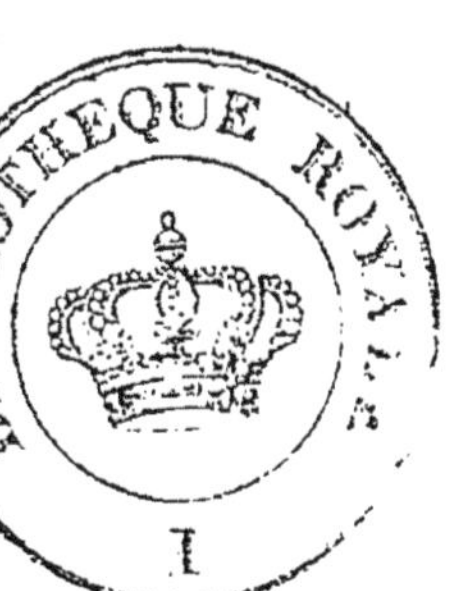

PARIS.

AU BUREAU DE LA GAZETTE DES HOPITAUX,
RUE DAUPHINE, 22 ET 24.

1841.

A

M. le Professeur Velpeau,

Monsieur et très honoré maître, permettez-moi de vous dédier ce petit ouvrage comme un faible témoignage de la reconnaissance que je vous dois pour m'avoir facilité d'une manière toute particulière les moyens d'étudier la chirurgie que vous aimez tant et que vous enseignez avec tant d'éclat.

Puissiez-vous le trouver digne de votre approbation !

J'ai l'honneur d'être, avec respect,

Monsieur,

Votre très humble et très dévoué serviteur,

E. DUFRESSE.

INTRODUCTION.

Au mois de mars dernier, l'opération du strabisme était déjà popularisée parmi les chirurgiens de Paris. MM. Guérin, Phillips, Velpeau, Baudens, Amussat, etc., comptaient déjà un grand nombre d'opérés. Moi-même j'étais bien convaincu de l'excellence de ses résultats présents et consécutifs et de son innocuité parfaite, par l'examen attentif et consciencieux des faits observés chez ces savants confrères, et par plusieurs faits que j'avais recueillis dans ma propre pratique; mais il n'en était pas de même dans les provinces. Les médecins de Périgueux, de Libourne et d'Angoulême n'en étaient encore qu'à la théorie, et ceux de Bordeaux qui l'avaient tentée l'avaient abandonnée parce qu'ils n'avaient pas réussi dans leurs premiers essais; le professeur d'anatomie et de physiologie de l'École secondaire, M. Bernetche, qui était venu l'étudier à Paris, et M. Balart, chirurgien militaire, étaient les seuls qui eussent obtenu quelques succès, et même qui l'eussent pratiquée. Mais actuellement que j'ai fait pour ces diverses villes ce que nos premiers chirurgiens ont fait pour la capitale; actuellement que j'ai montré à tous ceux qui ont voulu venir voir mettre en pratique les procédés parisiens, la manière de détruire le strabisme et de vaincre les difficultés qu'il présente dans un assez bon nombre de cas, la plupart de ceux qui exercent la médecine pourront opérer eux-mêmes les personnes louches qui s'adresseront à eux avec la presque certitude de réussir, comme cela est déjà arrivé à Périgueux à MM. les docteurs Parrot et Durieux, et à Libourne à mon ami le docteur Vitrac. L'accueil flatteur et bienveillant que j'ai reçu des honorables confrères de Périgueux, de Libourne et d'Angoulême est pour moi un sûr garant du plaisir qu'ils ont eu à recevoir de moi ce qu'ils n'auraient pu trouver qu'à Paris au prix d'un déplacement et d'un abandon momentané de leur clientèle toujours nuisibles à leurs intérêts. Il est vrai qu'à Bordeaux leur morgue et leur orgueil sans bornes les ont empêchés de venir apprendre par moi ce qu'ils ne connaissaient pas; ils ont mieux aimé compromettre leur réputation en prenant pour sujets de leurs expériences la chair du pauvre ou des clients crédules et trop confiants dans leur savoir. D'ailleurs, ils ont admis depuis long-temps en principe que la lumière ne peut pas leur venir de Paris. Quoi qu'il en soit, les brillants résultats que j'ai obtenus dans cette dernière ville les ont mis en demeure de marcher et d'apporter à l'histoire du strabisme leur contingent d'observations.

Je veux bien croire qu'à l'exemple de bien d'autres ils ont considéré comme très facile uue opération qui dans un bon nombre de cas ne l'est pas du tout, une opération qu'il faut avoir vu faire souvent et étudiée avec soin, sous peine d'éprouver beaucoup de mécomptes. Ils auraient dû savoir que des hommes très versés dans la science ophthalmologique et très bons opérateurs n'ont pas réussi dans le début; tels sont M. Pauli de Landau (V. *Schmidt's sahrbücher*, t. 24, nº 3, p. 351, 1839), M. Roux, M. Velpeau, etc. (*Gazette des hôpit.*, nº 3, 1841), qui ont parfaitement réussi plus tard. Ces messieurs avaient cependant fait beaucoup d'essais sur le cadavre. Mais les expériences sur les morts, et même sur les animaux vivants privés d'intelligence, ne suffisent pas, parce que si la division du muscle est incomplète, comme cela arrive le plus souvent, il est impossible de s'en assurer, attendu que les objets sur lesquels on agit ne peuvent porter l'œil vers le point qu'on leur indique, ou parce qu'ils sont privés de mouvements, ou parce qu'ils ne peuvent comprendre ce qu'on exige d'eux. C'est précisément ce qui m'arriva à Périgueux : après avoir démontré aux médecins de la ville le mécanisme du strabisme sur un œil de mouton, et avoir surtout insisté sur ce point, je pratiquai l'opération sur l'autre œil ; dans la vérification, je reconnus que je n'avais divisé qu'une partie des fibres du muscle que j'avais entrepris de couper. Aussitôt que la séance fut terminée, M. Galli, chirurgien de l'hôpital, qui y avait assisté, fut débiter par toute la ville que je ne savais pas faire l'opération du strabisme, et que je venais de la manquer en sa présence sur une tête de mouton ; mais le résultat heureux, et qui ne s'est jamais démenti depuis, des opérations que j'eus bientôt occasion de faire, vint prouver que ses assertions étaient mal fondées. Ainsi, que les confrères qui ont intention de se livrer à la pratique de l'opération du strabisme se tiennent pour bien avertis qu'avant de la faire soi-même il faut l'avoir vu faire souvent à des chirurgiens expérimentés. Je dis souvent, parce que sur un certain nombre d'opérations, sur dix ou vingt, par exemple, il est rare qu'il n'y en ait pas au moins une qui présente des difficultés qu'on ne peut vaincre qu'en divisant de deux à cinq muscles, comme nous le verrons dans le cours de ce travail. Quelquefois même la proportion des opérations difficiles est plus forte, et si par hasard un cas de ce genre se présente au début, il est certain qu'on le manquera, parce qu'après avoir divisé le muscle droit interne, par exemple, si l'œil ne se redresse pas, on craindra d'ouvrir largement la conjonctive et d'aller chercher les obliques, ou le droit supérieur, ou le droit inférieur, et l'on se trouvera ainsi dans l'obligation de laisser l'opération inachevée, ce qui n'est agréable ni pour le patient, ni pour l'opérateur, tandis qu'avec une connaissance exacte de la physiologie des puissances motrices du globe oculaire, la persuasion que l'opération bien faite doit toujours réussir sans entraîner d'accidents graves à sa suite, quelque grande que soit la dénudation de l'œil, et la force morale qu'on a puisée dans l'expérience des autres ou dans la sienne propre, on ne laissera pour ainsi dire jamais l'organe sans l'avoir replacé dans sa direction normale.

En publiant cet opuscule, mon but n'est point d'augmenter le nombre des ouvrages écrits sur ce sujet, mais bien d'apporter mon contingent d'observation à l'histoire du strabisme, qui laisse encore beaucoup à désirer. Bien que quelques personnes prétendent qu'on ne peut constater que par soi-même si un œil opéré a conservé sa rectitude deux ou trois mois après l'opération, je ne partage pas cette opinion : il est toujours facile de savoir si un individu louche ou ne louche pas. Or, dès que les axes des deux yeux convergent vers le même objet, que tous les deux suivent le doigt indicateur, soit qu'on le dirige à droite, soit qu'on le dirige à gauche, en haut ou en bas, dès que chaque œil enfin voit à la même distance, et ne regarde pas pour son propre compte, la loucherie est détruite, et tout confrère qui aura assisté à vos opérations peut fort bien vous dire ces choses-là. Celles que j'ai pratiquées à Périgueux ont été faites en présence de MM. les docteurs Parrot, Vidal, Ségui, Lacrouzille, Durieux, Boissa et Odon Maigne; celles de Bordeaux ont eu pour témoins MM. Durieux et Rousset, médecins; celles de Libourne, MM. Monlon, Vitrac, Sauvages, Eimery, Éricé, Gaspard, tous docteurs en médecine, et beaucoup de personnes de la ville; et celles d'Angoulême, MM. les docteurs Bénard, Labrousse, ex-médecin de première classe à l'hôpital de Rochefort, Levallois, Gigon, Courtaud, Brun, Clauzure, Vigneron, Jeannin, Verner, Gignac, Premont, Ricard, etc. Elles auront donc du poids et de la valeur, attendu qu'elles datent actuellement de quatre, trois et deux mois, et que les confrères que j'ai chargés de voir mes opérés ont répondu à mes questions d'une manière catégorique.

CHAPITRE PREMIER.

Du strabisme en général.

On appelle strabisme, vue de travers, yeux louches (en latin *strabismus*, en grec στραβισμὸς) une disposition anormale des deux yeux, une direction vicieuse du regard, dans laquelle l'un de ces organes seulement, ou tous les deux, s'écartent involontairement de l'axe visuel lorsqu'on veut fixer un objet, de sorte qu'ils ne peuvent jamais être dirigés en même temps sur le même point; il y a entre eux manque d'accord et d'harmonie.

Art. I. — Différence que peut présenter le strabisme.

Le strabisme présente de nombreuses différences ; il peut être plus ou moins intense, continu ou intermittent, simple ou double, et affecter diverses directions.

1° *Sous le rapport de l'intensité.* — Depuis le plus haut degré jusqu'au plus faible, il y a de nombreux intermédiaires; ainsi, dans quelques cas, la maladie est tellement prononcée, que la cornée transparente est presque entièrement cachée par les paupières ; et dans d'autres, au contraire, elle est si peu de chose, que ce n'est plus un regard louche, mais plutôt un regard incertain, douteux. Voici comment Boyer explique cette incertitude du regard : « Lorsque l'objet est éloigné, les axes se croisent sous un angle tellement aigu, qu'ils paraissent être parallèles ; plus l'objet est voisin, plus l'angle est ouvert et plus les cornées se rapprochent. Si par une cause quelconque les axes visuels restent dans une sorte de parallélisme constant, il en résulte un vice particulier dans la situation relative des yeux, vice qui n'est pas sensible lorsqu'ils sont dirigés sur un objet éloigné, mais qui le devient progressivement davantage à mesure que les regards se fixent sur des objets plus voisins. Si ces personnes regardent soit un objet qu'on leur présente, soit quelqu'un qui les aborde, la disposition de leurs yeux semble indiquer qu'elles portent leur vue beaucoup plus loin, et le défaut d'harmonie entre l'expression des yeux et celle des autres parties de la physionomie donne à leur regard quelque chose de désagréable. C'est là ce que Buffon nomme *un faux trait dans la vue.* »

D'autres personnes présentent tout le contraire : elles ne louchent pas ou presque pas à un ou deux mètres de distance ; mais chez elles le strabisme augmente à mesure qu'on les fait éloigner, de telle sorte qu'à cinq ou six mètres il est très prononcé. Le docteur Brun, d'Angoulême, voulut me faire opérer une jeune fille de huit ans, du pensionnat de mesdames Lavigerie. Je ne pus jamais la faire loucher tant qu'elle fut à un mètre de moi ; mais l'ayant fait reculer à cinq mètres elle loucha beaucoup. Je crois que ce strabisme tient à l'inégalité de force ou de portée des deux yeux.

2° *Il y a des strabismes intermittents.* — J'en ai observé deux cas, l'un chez une demoiselle de Bergerac, âgée de quatorze ans, et l'autre chez la fille de M. Juzean, également âgée de quatorze ans, qui me fut amenée par M. le docteur Gigon, d'Angoulême. Je ne voulus les opérer ni l'une ni l'autre, parce que leur strabisme, qui était permanent quelques années auparavant, avait tellement diminué, qu'il ne durait plus que quelques secondes lorsqu'il se manifestait : tout annonçait donc une guérison spontanée.

3° *Le strabisme est simple ou double.* — Le strabisme est quelquefois simple, mais il est plus souvent double : je veux dire par là qu'il n'y a quelquefois qu'un seul œil dévié de sa direction normale ; mais que le plus souvent ils le sont tous les deux. Dans le dernier cas, il y en a presque toujours un qui est beaucoup plus dévié que l'autre. Le plus dévié attire tellement l'attention, que les parents et le public croient que la personne affectée ne louche que d'un seul œil ; mais aussitôt qu'on a redressé l'œil le plus tourné, la déviation de l'autre devient très apparente pour tout le monde. Cette remarque n'a point échappé aux chirurgiens qui se sont occupés de cette affection.

On a aussi remarqué que l'œil strabique était beaucoup plus faible que l'autre sous le rapport de la vision, à tel point même qu'il finissait par devenir inutile.

Quelques personnes dont le strabisme est double louchent tantôt d'un œil et tantôt de l'autre. Cette remarque s'applique surtout au strabisme divergent. Je pense que cela tient à ce que le strabisme est à peu près aussi prononcé d'un côté que de l'autre, et à ce que ces personnes ne regardent les objets qu'avec un seul œil, tantôt le droit, tantôt le gauche. Nous savons en effet que l'œil strabique se redresse aussitôt qu'on ferme l'autre. Eh bien ! lorsqu'elles regarderont avec l'œil droit en faisant abstraction du gauche, ce dernier louchera; et, réciproquement, lorsqu'elles regarderont avec l'œil gauche, ce sera le droit qui restera dévié. C'est ainsi qu'était M. de Bourgon, chef de bureau à la préfecture de la Charente: il travaillait avec l'œil droit, par exemple, et lorsqu'il était fatigué il reprenait avec le gauche.

« Quand il n'y a qu'un seul œil de dévié, dit M. Gairal » (*Du strabisme ou vue louche*, 1840, p. 18), il paraît » que le plus souvent c'est le gauche. Le pourquoi se» rait difficile à expliquer, mais toujours est-il que » l'observation générale semble avoir constaté le fait. » Je ne partage pas cette manière de voir; car d'abord il y a fort peu de strabismes réellement simples, et sur 110 cas de strabismes, simples ou doubles, convergents que j'ai opérés, j'ai observé la déviation la plus prononcée aussi souvent à droite qu'à gauche. Et M. Phillips a trouvé « qu'elle était plus fréquente du » côté droit que du côté gauche, en sorte que sur 100 » observations ayant trouvé seulement 24 convergents » gauches, il se demande à quoi faut-il attribuer cette » prédominance du strabisme droit sur le gauche » (*Du strabisme* 1841, p. 55)? » A ces deux opinions complétement opposées, la réponse, ce me semble, est facile à faire : je crois que c'est au hasard qu'il faut l'attribuer. Car remarquez bien que si sur une série de 100 strabiques, vous trouvez la déviation la plus forte 70 fois à gauche par exemple, et 30 fois à droite il pourra fort bien arriver que sur une autre série du même nombre, vous la trouviez 70 ou 75 fois à droite, et seulement 30 ou 25 fois à gauche. La recherche du pourquoi doit donc être rejetée parmi les questions oiseuses.

4° *Le strabisme peut affecter diverses directions.* — On en a reconnu quatre espèces principales: dans la première, le globe oculaire est tourné *en dedans* ou vers le nez; dans la seconde il est tourné *en dehors;* dans la troisième *en haut*, et dans la quatrième *en bas.* Lorsqu'un seul œil ou les deux yeux sont tournés en dedans, le strabisme est appelé convergent (*strabismus convergens*) ; si la déviation a lieu en dehors, on le nomme divergent (*strabismus divergens*); si elle a lieu en haut, c'est le (*strabismus sursùm vergens*); s'ils se portent en bas, on a le (*strabismus deorsùm vergens*). On rencontre encore quelquefois une cinquième espèce de strabisme appelée strabisme horrible (*strabismus horrendus*), dans lequel un des globes oculaires étant attiré en haut, l'autre est attiré en bas.

De ces divers types, le strabisme convergent d'un seul ou des deux yeux est de beaucoup le plus fréquent de tous. Cette grande fréquence relative a été attribuée à diverses causes. Buffon pensait qu'elle tenait à la disposition anatomique de la pupille, qui n'est pas exactement au centre de l'iris, mais un peu plus en dedans qu'en dehors. Boyer dit que les yeux sont naturellement convergents, et qu'il est bien plus facile d'exagérer une disposition naturelle que d'en prendre une contraire, et qu'ensuite on peut par l'effet de la volonté rapprocher simultanément les deux pupilles l'une de l'autre, ou loucher en dedans, tandis qu'on ne peut point, quelque effort qu'on fasse, les écarter ou loucher en dehors (*Trait. des malad. chir.* t. V, p. 513). M. Phillips trouve la cause de cette disproportion dans les nerfs qui mettent les muscles de l'œil en mouvement. Le nerf moteur oculaire commun, ou de la troisième paire, fournit en effet aux trois muscles droits interne, supérieur et inférieur; et de plus, les deux muscles obliques, lorsqu'ils agissent ensemble, tirent l'œil en dedans ; il y a donc au moins le concours de trois muscles pour favoriser le strabisme convergent, tandis qu'il n'y a que le droit externe pour le divergent. Enfin une disposition anatomique qui est déterminante dans la production de cette déviation, c'est la racine intermédiaire entre l'oculo-moteur commun et le nerf sympathique qui se distribue au grand oblique. Les chances de l'irritation spasmodique sont ainsi d'autant augmentées, parce que l'action spasmodique de l'un réagit sur l'autre (*Traité du strabisme*, 1841, p. 23). Enfin, d'après M. Rognetta, il faudrait l'attribuer d'une part à la disposition particulière de l'orbite, et de l'autre à la direction spéciale des muscles droits, dont l'interne est le plus court et le plus avantageusement disposé pour attirer l'œil de son côté (*Traité des malad. des yeux*). Il est certain que la paroi interne de l'orbite, mesurée du trou optique à la base, a 2 à 3 lignes de moins que l'externe. La théorie de M. Phillips est séduisante, et toutes les raisons réunies de Boyer, de M. Phillips et de M. Rognetta rendent suffisamment raison de la plus grande fréquence du strabisme convergent.

Après le strabisme convergent vient le strabisme divergent pour la fréquence. Sur 117 opérations, je n'ai rencontré que 7 strabismes divergents, dont 2 étaient doubles ; je n'ai jamais rencontré de strabisme en haut et de strabisme en bas parfaits et déterminés par une rétraction musculaire; j'ai seulement observé l'un et l'autre, mais symptomatique d'une hydrocéphalie aiguë et chronique, à Libourne et à Angoulême; néanmoins, M. Phillips pense que l'un et l'autre peuvent se rencontrer trois fois sur cent (*loc. cit.*, p. 119). Le strabisme horrible est excessivement rare.

M. Baudens a noté une autre espèce de strabisme. « Il existe encore, dit-il, une espèce de loucherie non » décrite jusqu'à ce jour à cause de son excessive ra- » reté, et que nous n'avons rencontrée qu'une seule » fois sur un chiffre de plus de 800 opérés de dévia- » tion oculaire. Nous l'appelons *strabisme fixe, double* » *et divergent*; on le reconnaît aux signes suivants : » les deux globes oculaires sont portés si fortement » en dehors, que les deux tiers de la pupille se ca- » chent sous l'angle orbitaire externe des paupières, » sans qu'il soit possible de les ramener d'une seule » ligne vers le centre de l'orbite, si ce n'est par des » efforts physiques. Les yeux fixes, immobiles, comme » vitrés, donnent à la physionomie un aspect qui sai- » sit d'effroi (*loc. cit.* p. 2.) » Évidemment ce n'est là qu'un strabisme divergent double très prononcé.

Outre les quatre types principaux dont je viens de parler, on rencontre très fréquemment diverses combinaisons de strabismes qu'on a appelés *mixtes*. Ce sont ceux dans lesquels l'œil affecté est porté, 1° *en dedans et en haut;* 2° *en dedans et en bas;* 3° *en dehors et en haut;* 4° *en dehors et en bas*. Nous verrons à l'article CAUSES ET MÉCANISME DU STRABISME comment les divers types et combinaisons se trouvent produites. Ainsi, comme on le voit, l'œil peut être attiré vers l'extrémité de tous les rayons du cercle dans lequel il se meut.

Art. II. — Causes du strabisme.

Ces causes doivent nécessairement être divisées en

deux groupes : le premier, qui comprendra tout ce qui a été dit jusqu'à nos jours ; le second, la rétraction spasmodique ou l'excès de force du muscle strabique.

Premier groupe de causes. — L'opinion de Maître-Jan, qui attribuait le strabisme à la situation vicieuse de la cornée par rapport à l'axe de l'œil, et celle de Lahire, qui l'attribuait au défaut de concordance entre les points d'insertion du nerf optique, sont évidemment fausses ; car s'il en était ainsi, le strabisme serait toujours une maladie de naissance.

Défaut d'équilibre entre les muscles moteurs des yeux. — Celle qui consiste à penser qu'il tient à l'excès de force ou de faiblesse dans l'un des muscles est beaucoup mieux fondée dans certains cas, dans ceux, par exemple, où il est survenu à la suite d'une forte irritation cérébrale, d'une hydrocéphalie, d'une apoplexie, d'une tumeur développée dans le crâne, etc. Mais c'est là un strabisme symptomatique qu'il faut bien distinguer du strabisme essentiel ; il y a la même différence entre ces deux strabismes que celle qui existe entre le pied-bot dû à la rétraction musculaire et le pied-bot dû à la paralysie ; dans ce cas, la section du muscle qui entraîne l'organe de son côté ne produirait qu'un effet momentané. Aussitôt que le recollement aurait eu lieu, il ramènerait de nouveau l'œil de son côté. Lorsque la maladie cérébrale existe avec tous ses symptômes, ou lorsqu'il y en a encore des restes manifestes, il est facile de distinguer la cause du strabisme ; mais lorsque le cerveau est devenu complétement libre depuis plusieurs années, il est difficile de savoir s'il faut ou s'il ne faut pas agir.

La *volonté* chez certaines personnes peut donner

lieu à un strabisme long-temps soutenu. Étant à Bordeaux, j'ai eu l'occasion de dîner chez MM. Nogay, négociants de cette ville, avec un monsieur de Limoges, qui devenait strabique à volonté, pouvait produire tous les genres de strabisme possible, et rester dans cet état aussi long-temps qu'il le voulait.

Inégalité de la force des deux yeux. — Buffon pense que le strabisme est toujours causé par l'inégalité de force des deux yeux, ou, ce qui revient au même, de leur aptitude à être affectés par la lumière. Ayant examiné beaucoup de personnes louches, et ayant remarqué que chez toutes un des yeux était plus fort que l'autre, et que, constamment, l'œil faible était seul dévié, il en conclut que la faiblesse relative d'un des yeux est la cause du strabisme, et, « en appliquant, dit Boyer (*loc. cit.*, p. 610), les lois du calcul à ce point de physiologie, il démontre que l'inégalité de force des yeux, lorsqu'elle est de trois dixièmes, amène nécessairement la déviation oculaire; attendu, dit-il, qu'à quelque distance que soit l'objet, il est distingué plus nettement par l'œil fort que par les deux yeux à la fois; il est trop loin pour l'un et trop près pour l'autre, ce qui conduit la personne chez qui cette inégalité existe à ne chercher à voir qu'avec l'œil le plus fort, et à détourner de l'objet l'œil le plus faible. Evidemment ici, le plus souvent Buffon a pris l'effet pour la cause. Dans la grande majorité des cas, si l'œil est strabique, ce n'est pas parce qu'il est plus faible que l'autre : cette faiblesse est consécutive au strabisme; loin de dépendre d'elle, c'est elle qui dépend de lui; et la preuve, c'est qu'elle cesse lorsque le strabisme est détruit. Je dirai plus loin quelle est sa cause. Il peut se faire cependant que cette faiblesse précède le strabisme et en soit quelquefois la cause; on aurait ainsi la clef de ces récidives qui se manifestent même dans quelques uns des cas où l'opération a été bien faite. C'est là une circonstance qui mérite d'être étudiée avec soin, ce qu'il sera possible de faire lorsque l'engouement sera passé, et lorsque l'opération, loin d'être monopolisée, sera tombée dans le domaine public.

Taies de la cornée. Cataracte congéniale. — « Les » taies, dit M. Sanson, ne déterminent le strabisme » que quand elles occupent le centre de la cornée de » manière à couvrir la pupille et à laisser cependant » entre leurs bords et la circonférence de la cornée » un intervalle qui permette aux rayons lumineux » d'arriver jusqu'à la pupille et d'y pénétrer de » côté; alors les malades louchent en dedans pour » présenter plus directement à la lumière le point par » lequel la cornée et la pupille sont perméables (*Dict.* » *de méd. et chirurg. pratiq.*, t. xv, p. 38). » J'ai observé un cas de ce genre à Bordeaux; mais il faut remarquer que le strabisme ne se manifeste chez ces individus que dans le cas où ils veulent voir un objet avec leur œil affecté de taie. La cataracte congéniale, lorsque, par une première opération, on est parvenu à dégager un peu la pupille, produit le même effet, parce que les malades dévient leur œil jusqu'à ce qu'ils soient parvenus à présenter à la lumière le point par lequel elle peut pénétrer dedans. J'ai eu occasion d'examiner chez M. Baudens, au mois de février dernier, un petit enfant de quinze mois, qui était dans ce cas; bien entendu que l'opération fut refusée, parce qu'il n'y en avait pas à faire.

2e *groupe.* -- Il comprend la rétraction spasmodique permanente d'un ou de plusieurs des muscles de l'œil. Dans cet état, le muscle strabique est-il raccourci, ou bien est-il seulement le siége d'une contraction spasmodique? Voilà ce que l'étude de l'anatomie pathologique a appris jusqu'à présent. M. Bouvier a présenté à l'Académie royale de médecine deux pièces provenant de strabiques morts avec leur strabisme.

La première provenait d'une femme de quatre-vingt-deux ans qui était affectée d'un strabisme divergent depuis l'âge le plus tendre; le muscle droit externe n'a pas présenté de raccourcissement, et il n'offrait pas de résistance lorsqu'on déplaçait l'œil. La deuxième avait appartenu à une femme de soixante et un ans, atteinte de strabisme convergent depuis l'âge de deux ans. Le droit interne ne présentait qu'une légère tension lorsqu'on faisait subir à l'œil une forte rotation en dehors. (*Bulletin de l'Académie royale de médecine*, t. VI, Paris, 1841, p. 471 et 624.)

Cependant, au mois de février dernier, j'ai eu l'occasion de voir chez M. Amussat une belle pièce d'anatomie pathologique qui lui avait été envoyée de la Salpêtrière par M. Bouvier: c'était une tête de femme âgée d'une soixantaine d'années, atteinte de strabisme convergent depuis son enfance. La voûte orbitaire avait été enlevée, et laissait voir un muscle droit supérieur dont le bord interne était concave, et le bord externe convexe, ce qui annonçait que les fibres internes étaient plus courtes que les fibres externes, et avaient agi concurremment avec le muscle droit interne pour attirer l'œil en dedans et en haut.

Enfin, l'autopsie qu'a faite M. Babington d'un strabique opéré par lui un mois avant, et dont je donne plus loin l'observation, démontre que le muscle coupé se retire en arrière et s'allonge au moyen d'une substance fibro-celluleuse.

Mais enfin, il peut se faire néanmoins que le muscle ne soit pas raccourci, mais soit seulement le siége d'un spasme permanent qui maintient ses fibres dans un état de contraction perpétuel.

Ainsi, dans l'état actuel des choses, il n'est pas permis de se prononcer d'une manière péremptoire.

Maintenant il se présente une question subséquente: quelle est la cause de cette rétraction musculaire? Sur 54 cas dont j'ai noté la cause,

34 existaient à la naissance,
10 sont survenus à la suite de convulsions,
3 à la suite d'une attaque de vers,
2 à la suite de kératite,
2 à la suite d'ophthalmie intense,
2 à la suite d'une peur,
1 à la suite d'un accouchement.

Ainsi, comme on le voit dans ce tableau, le strabisme congénial est le plus fréquent de tous; vient ensuite le strabisme dû aux convulsions, puis celui dû à la présence des vers, qui pourrait rentrer dans la catégorie de celui qui est dû aux convulsions qui se développent fréquemment sous l'influence de la présence des vers dans le canal intestinal. Bien que je n'aie pas eu la précaution de noter à quel âge sont survenues les convulsions, je soupçonne fort qu'elles se sont développées pendant la première dentition, c'est-à-dire depuis la naissance jusqu'à trois ou quatre ans : aussi posé-je en principe qu'il ne faut jamais opérer la strabisme avant la fin de la première dentition.

On a encore noté les attaques d'épilepsie et l'action

d'une lumière vive et soudaine. Boyer rapporte une observation de ce genre, qu'il a lui-même tirée d'un autre auteur. « Un homme de moyen âge fut effrayé et » ébloui par un éclair pendant qu'il regardait les nua- » ges; une heure après, il voyait double quand il ou- » vrait les deux yeux, la diplopie cessait lorsqu'il en » fermait un. On reconnut en examinant ses yeux qu'il » y avait divergence dans les pupilles. (*Loc. cit.*, » p. 612.) »

On a aussi attribué le strabisme à l'habitude qu'ont les nourrices de la campagne de placer les enfants dans leur berceau près d'une fenêtre par laquelle le jour leur vient de côté et d'en haut; alors l'enfant, avide de sensations, tourne incessamment les yeux vers le jour ; mais comme un œil seul peut l'apercevoir, l'autre finit par ne plus suivre le mouvement de son congénère, et celui-ci reste tourné en dehors.

On a encore accusé l'habitude des enfants de regarder de côté, celle de leur présenter à la fois plusieurs objets agréables, parce qu'alors, faisant effort pour les regarder tous à la fois, les axes des yeux cessent d'être parallèles.

Hérédité. — Elle doit être comptée pour quelque chose, attendu qu'on voit très souvent un père ou une mère louches donner le jour à des enfants louches. M. Gairal cite un fait de cette nature (*loc. cit.*, p. 18).

Imitation. — L'habitude qu'ont les enfants d'imiter les difformités des autres a quelquefois produit le strabisme.

Art. III. — Phénomènes qui accompagnent assez souvent le strabisme.

1° *Diplopie, ou vue double des objets.* — Quelques

personnes atteintes du strabisme voient double. « C'est » particulièrement dans le strabisme récent et peu con» sidérable, dit Boyer, que se montre cette diplopie. » Peu à peu elle disparaît; le malade s'accoutume à » ne regarder les objets qu'avec l'œil sain, l'autre perd » sa force par degrés; la sensation que transmet celui-ci » est progressivement effacée par la sensation beaucoup » plus forte que reçoit l'autre. (*Loc. cit.*, p. 615.) » Cela tient à ce que les axes oculaires, au lieu de se rencontrer juste au point où se trouve l'objet, se coupent avant, et les yeux voient chacun pour leur propre compte, comme dans la figure placée ci-dessous.

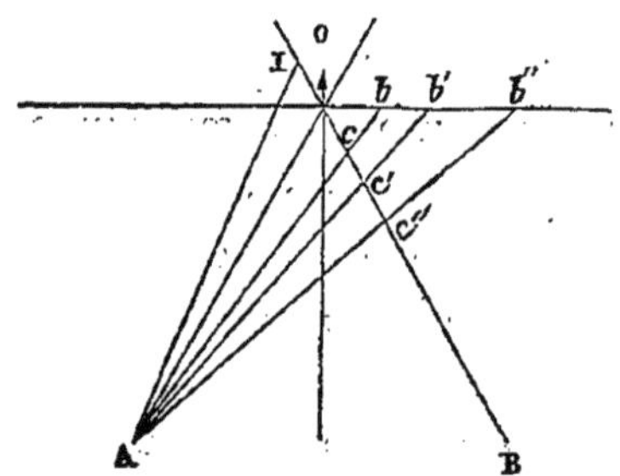

Supposez qu'on veuille regarder l'objet *O* avec les yeux *A* et B; lorsqu'il sont droits, ils vont juste converger vers l'objet *O*, et l'on n'en a qu'une perception simple. Mais si l'œil *A* converge un peu en dedans, tandis que l'autre garde sa position normale, son axe suivra la direction *Ab*, coupera l'axe de l'œil *B* en *C*, et aura une perception confuse de l'objet *O*, bien qu'il ne tombe pas dessus, parce que le champ de la vision s'étend dans un certain rayon. Lorsque le strabisme augmentera, et que l'axe de l'œil *A* se portera en *b' b''*, etc., il coupera l'axe de l'œil *B* en *c' c''*, et n'aura plus qu'une perception de l'objet *O* de plus en plus faible jusqu'à ce que, complétement situé hors des limites dans lesquelles l'œil *A* peut le percevoir, il ne soit plus du tout visible pour lui. C'est alors que l'œil *B*, se fixant seul sur l'objet, le voit distinctement, tandis que l'œil *A*, errant sans but dans des limites restreintes, regarde le nord-est quand il devrait presque regarder le nord.

Cette même figure nous servira à démontrer pourquoi, après la division du muscle rétracté, la diplopie reparaît quelquefois.

M. Phillips a noté, à la page 119 de sa brochure, 23 cas de vue double avant l'opération sur 100 strabiques; 16 de l'œil droit et 7 de l'œil gauche; dans 53 cas, où je me suis informé si ce phénomène existait, je l'ai rencontré 9 fois; on peut, au reste, le produire en comprimant légèrement le globe de l'œil avec le doigt indicateur, soit en dehors, soit en dedans, preuve qu'il est dû à la déviation de l'axe de l'un d'eux.

«Il paraît être bien prouvé, dit encore M. Phillips, » p. 112, que la vue double, dans l'état de strabisme, dé» pend de ce que la rétine de l'œil déviée est touchée par » le rayon lumineux *dans une partie qui n'est pas la cor» respondante de celle de l'œil sain*, et que ces deux im» pressions produisent deux images. Ce qui confirme » cette explication, c'est que l'œil dévié *voit moins net» tement les objets que l'œil sain*, même lorsque le ma» lade se sert uniquement de l'œil qui louche. Lorsqu'il » se sert des deux yeux il voit double, et l'image dou» ble perçue par l'œil dévié est plus vague, plus incer» taine que celle perçue par l'œil sain.»

J'avoue pour mon compte que je ne comprends pas trop ce que M. Phillips a voulu dire. Qu'est-ce qui prouve, par exemple, que telle partie de la rétine est moins sensible que telle autre? Or, d'après lui, puisque l'œil dévié voit moins nettement que l'œil sain, et qu'il admet cette vision moins nette, comme preuve du contact des deux rétines, par les rayons lumineux dans des points qui ne se correspondent pas, c'est qu'il faut que le point touché de la rétine de l'œil dévié soit moins sensible que le point ordinaire. Pourquoi cette moindre sensibilité? Est-ce parce qu'il est moins habitué au contact de la lumière? Mais alors vous tombez dans l'explication de M. Baudens : vous croyez à la faiblesse de la rétine par suite de son inertie, de son repos forcé; et encore bien mieux, lorsque vous dites : «*même si le malade se* »*sert uniquement de l'œil louche.*» Vous savez bien, en effet, que l'œil qui louche se redresse lorsqu'il regarde seul, et qu'alors les rayons lumineux frappent le point ordinaire de la rétine. Et si malgré cela la vision est moins nette et plus incertaine qu'avec l'autre œil, comment l'expliquerez-vous? C'est ce que je tâcherai de faire dans le paragraphe suivant.

On a remarqué qu'aucun des individus affectés de strabisme congénital ne voit double avant l'opération. Cela me paraît tenir à ce que, à l'époque de la vie où le jeune strabique pourrait y voir double, il est incapable de rendre compte de ses sensations, et à ce que, lorsqu'il est arrivé à un âge assez avancé pour pouvoir en rendre compte, le strabisme a fait assez de progrès pour que la vue double n'existe pas.

»M. Phillips dit, p. 120, que la vue double a »toujours été remarquée chez des individus chez les»quels la pupille de l'œil dévié était plus large que »celle de l'œil sain, et que jamais ce phénomène n'a

» existé lorsque les ouvertures pupillaires étaient à » l'état normal. »

2° *Cause de la diminution ou de l'abolition complète de la vue dans l'œil strabique.* — Tous les louches présentent un affaiblissement plus ou moins considérable de la vue dans l'œil strabique. Quelle en est la cause? Il peut se faire, il est probable même que ce n'est pas à l'affaissement de ton, de puissance de la rétine devenue paresseuse à la suite de son état d'inertie, qu'on doit attribuer cet état de faiblesse de la vision dans l'œil dévié. Toutefois, on admet l'influence de cette cause pour les cas de cataractes mûres depuis long-temps. On les considère comme des causes d'insuccès de l'opération, parce que, dit-on, par suite de l'interposition du corps opaque entre la rétine et la lumière, cette membrane est privée depuis long-temps de l'action des rayons, et a perdu sa sensibilité.

Pour moi, voici le fond de ma pensée à ce sujet : le muscle ou les muscles strabiques exercent sur le globe de l'œil une compression qui produit sur la rétine le même effet par rapport à la vision que la compression du cerveau produit par rapport aux mouvements et au sentiment.

L'expérience la plus simple vient confirmer cette manière de voir. Fermez un œil, ouvrez l'autre, et comprimez-le avec la pulpe du doigt indicateur en quel point vous voudrez, en dehors, en dedans, en haut, en bas, etc., et immédiatement la vue diminuera, vous ne verrez plus que des brouillards, et puis vous ne distinguerez plus rien. Plus la compression sera forte, plus tôt la vision sera abolie. En cessant la compression, la vue reparaîtra.

La même chose aura lieu si vous comprimez les

deux yeux. Faites cesser la compression par la section des muscles, et l'abolition de la vue cessera.

Comment se fait-il que M. Phillips, qui a fait un chapitre sur l'amaurose par contraction musculaire, et donné trois observations remarquables de guérison de cette amaurose par la section des muscles rétractés, n'ait pas pensé à la compression du globe oculaire par ce muscle plutôt que d'avoir été chercher l'explication suivante?

« Le nerf oculo-moteur qui anime les muscles droits » produit aussi leur contraction spasmodique; cet état » maladif est porté au ganglion ciliaire par continuité, » c'est-à-dire par la courte racine de ce ganglion, et » ce centre nerveux transmet l'état spasmodique du » muscle à la membrane sensible de l'œil par le nerf » central de la rétine, ce qui rend cette membrane in- » sensible. »

Cette explication peut être fort savante sans doute, mais elle est tout-à-fait hypothétique.

M. Phillips, qui, dans son dernier ouvrage, traite très cavalièrement, beaucoup trop cavalièrement peut-être, plusieurs chirurgiens de Paris qui ont fait leurs preuves du reste, devrait savoir qu'on n'est pas un aigle parce qu'on sait faire l'opération du strabisme ou parce qu'on sait couper un tendon, attendu que la chirurgie consiste en bien d'autres choses, ma foi.

Dilatation de la pupille dans l'œil dévié. — Dieffenbach et la plupart des chirurgiens qui se sont occupés du strabisme ont remarqué que les sujets qui louchent en dedans d'un seul œil présentent assez souvent la pupille de cet œil beaucoup plus dilatée que celle de l'autre.

On a attribué cet état à diverses causes. « La pu-

» pille, dit M. Phillips, p. 121, est alors dilatée d'une » manière passive, la volonté n'agit plus sur elle : le » muscle droit interne attirant l'œil en dedans, sous- » trait la pupille à l'action de la lumière, et elle se » trouve dans le même cas que celle des yeux dans » l'obscurité ; on sait qu'alors les pupilles se dilatent » très largement. » M. Baudens, à la p. 11 de sa brochure, partage la même opinion ; et de plus, pensant que l'affaiblissement de la vue est dû à l'état d'inertie de la rétine qui devient paresseuse, il lui attribue encore cette dilatation.

Pour moi, je pense que cette dilatation pupillaire tient à la même cause que l'affaiblissement de la vue, c'est-à-dire à la compression du globe oculaire, parce qu'on peut faire naître à volonté le phénomène en exerçant sur l'un des yeux une compression avec la pulpe du doigt indicateur.

Que si l'on m'objecte que ce phénomène n'est pas constant, je répondrai d'abord qu'il n'est pas plus constant pour ceux qui pensent que l'œil, étant attiré en dedans, elle se trouve soustraite à la lumière et dans le même cas que si elle était dans l'obscurité, et puis que rien n'est plus variable dans les maladies que l'état de la pupille. Ainsi dans l'apoplexie, tantôt elle est dilatée, tantôt elle est contracteé, tantôt elle est à son état naturel, ce qui peut s'expliquer par le système nerveux de l'iris qui est entièrement fourni par le ganglion ophthalmique.

4° *Myopie.* — Le strabisme est assez souvent accompagné de myopie du côté malade. M. Phillips attribue ce phénomène à la contraction spasmodique des muscles obliques. « Le globe étant écrasé dans la moitié » de sa circonférence par les deux tendons des obli-

»ques, forme une convexité en avant, et la myopie »est le résultat de cette modification. Le grand »oblique étant coupé, la convexité de la cornée s'est »affaissée et la myopie a été guérie.»

M. Bonnet, de Lyon, partage la même opinion, et s'appuie sur des expériences faites avec des yeux de lapins albinos, et sur des opérations pratiquées sur le vivant, non atteint de strabisme, et dans le but de guérir seulement la myopie. Dans une lettre adressée à l'Académie des sciences, le 18 février 1841, voici comment il s'explique: «Je pris l'œil d'un lapin albi»nos, dit-il; je dirigeai sa cornée vers une fenêtre »éloignée, et je la vis se peindre sur le fond de l'œil »parfaitement nette et renversée. Cependant, si je ser»rais l'œil tenu entre les doigts, l'image nette aupa»ravant devenait immédiatement confuse et comme »recouverte d'un brouillard. Elle reprenait sa netteté »lorsque je cessais la compression.

»Après avoir regardé des objets éloignés, je cher»chai à voir à travers son épaisseur la flamme d'une »bougie placée à une distance de quelques centi»mètres; la compression exercée sur lui n'empêcha »pas alors la netteté de l'image. Il me parut même »qu'elle l'augmentait, de telle sorte que la compres»sion circulaire du globe de l'œil reproduisait avec »assez de précision les phénomènes de la myopie; sa»voir: la vision confuse des objets éloignés, et la vi»sion distincte des objets rapprochés.

»Après une suite de réflexions, je demeurai con»vaincu que ce devaient être les obliques qui produi»saient cet effet.»

Après divers essais faits sur le cadavre pour couper le petit oblique, M. Bonnet l'appliqua pour la première fois sur un étudiant en médecine, nommé Louis Rieux, âgé de vingt-deux ans, myope depuis l'âge de quatorze ans. Aussitôt après l'opération, le malade, qui avec ses deux yeux ne pouvait lire qu'à une distance de 15 centimètres, a pu lire à la distance de 27 centimètres, et le lendemain à celle de 40. Avant l'opération, il ne pouvait reconnaître les personnes qu'avec des lunettes n° 6 et lire qu'avec le n° 2; après, il pouvait, dès le second jour, les reconnaître sans lunettes à 20 mètres, et lire à sept ou huit pas des chiffres de 5 centimètres de hauteur, qu'il ne distinguait avant qu'à 2 ou 3.

La même opération a été pratiquée sur un ouvrier en soie et sur un négociant avec un plein succès. Dès le second jour, le dernier malade a pu distinguer sans lunettes des enseignes placées à une centaine de pas de son appartement, et huit jours après il a pu se promener sans lunettes, distinguer les personnes qu'il rencontrait, et éviter tous les obstacles, ce qu'il n'avait pu faire depuis dix-huit ans. (*Gazette des hôpitaux*, 1er avril 1841.)

M. Jules Guérin l'attribue à la compression exercée sur le globe oculaire par les muscles droits, dans une lettre adressée le 15 mars 1841 à l'Académie des sciences. 1° Il distingue deux espèces de myopie, l'une optique ou oculaire; l'autre mécanique, résultant de la brièveté primitive ou de la rétraction active des muscles de l'œil; 2° dans la myopie mécanique, les muscles trop courts sont les quatre muscles droits simultanément, ou deux ou trois seulement; mais de manière que le raccourcissement soit proportionnellement égal dans les muscles affectés; 3° très fréquemment la myopie se combine avec le strabisme, c'est lorsqu'il existe plusieurs muscles droits rétractés, avec brièveté plus grande de l'un d'eux, ou bien encore lorsqu'il n'y a qu'un muscle droit rétracté, mais à un faible degré; 4° les caractères de la myopie mécanique sont comme ceux du strabisme mécanique fournis par la forme du globe oculaire et par les mouvements des yeux. La moitié antérieure du globe de l'œil est conique; la cornée représente un segment de sphère d'un rayon de courbure beaucoup plus petit que le segment de l'œil qu'il remplace; les parties latérales du globe oculaires sont déprimées, aplâties dans la direction des muscles trop courts; les mouvements des deux yeux sont plus ou moins bornés en haut, en bas, en dedans et en dehors, suivant le degré de raccourcissement des muscles et le nombre des muscles raccourcis; 5° le traitement actif de la myopie mécanique doit consister dans la section sous-conjonctivale des muscles trop courts ou rétractés.

J'ai pratiqué plusieurs fois cette opération avec succès, tantôt pour des cas compliqués de strabisme, tantôt pour des cas de myopie simple sans strabisme. Je citerai, parmi les cas les plus remarquables, celui d'un homme âgé de cinquante ans affecté d'un léger strabisme divergent, et qui avait été réformé il y a trente ans pour cause de myopie. Il pouvait lire avec les verres n° 3; trois jours après l'opération, il a pu lire couramment sans lunettes les caractères du *Moniteur*. Je citerai encore un jeune homme de dix-huit ans qui, ne pouvant distinguer les caractères cicéro à plus de 12 centimètres sans prendre de lunettes, a pu lire six jours après les mêmes caractères à l'œil nu à 55 centimètres, et distinguer à 100 mètres les gros objets, comme un chien, une statue, tandis qu'il ne voit pas du tout les mêmes objets avec des verres n° 7, et ne les voit que très confusément avec des verres n° 13.

Ces faits et les expériences tendent à démontrer que le cristallin ne change pas de forme pour s'adapter à la vue à différentes distances, ainsi qu'avaient cherché à l'établir plusieurs auteurs, mais qu'il change seulement de rapports avec la rétine et la cornée transparente, dont il s'éloigne et se rapproche alternativement. (*Gazette des hôpitaux*, 20 mars 1841.)

Ainsi, comme on le voit par des divisions musculaires toutes différentes, MM. Phillips et Bonnet, d'une part, et M. Guérin de l'autre, sont arrivés aux mêmes résultats. En effet, depuis sa première brochure, M. Phillips cite dans son dernier ouvrage sur la ténotomie sous-cutanée, deux cas de myopie compliquée de nystagme (besoin de dormir) : le premier n'éprouva qu'une légère amélioration pour la vue, et le second fut guéri de sa myopie et du nystagme par la section du grand oblique seul.

Les résultats obtenus par M. Guérin sont tellement en contradiction avec les idées que nous avons sur la myopie et l'action des muscles droits sur le globe de l'œil, qu'on est embarrassé pour les concilier avec ceux de MM. Phillips et Bonnet. En effet, on pense en physiologie que la myopie est due à l'allongement du diamètre antéro-postérieur du globe oculaire ; M. Magendie l'a démontré, et c'est en répétant ses expériences que M. Bonnet a été conduit à faire la section du petit oblique. On admet au contraire que les muscles droits ont pour action de diminuer ce diamètre antéro-postérieur, lorsqu'ils agissent ensemble. Est-ce qu'il n'en serait pas ainsi? Y aurait-il au contraire allongement de ce diamètre? Cela pourrait être ; car d'une part les muscles en se contractant ne compriment pas l'œil directement d'avant en arrière, mais bien sur ses faces latérales. Et de plus, en arrière, il repose sur un coussinet graisseux qui s'affaisse peut-être lorsqu'on retire l'œil en arrière, sans que pour cela le diamètre antéro-postérieur diminue; en sorte que l'œil, au lieu de tendre à prendre la forme d'une gourde (calebasse) comme dans le cas où il est étranglé par les muscles obliques, tendrait à changer sa forme globulaire en celle d'un cylindre plus allongé, lorsque les muscles droits agiraient tous ensemble, ou lorsque quelques uns d'entre eux seulement agiraient.

M. Baudens rapporte, *loc. cit.*, p. 95, une observation de guérison de myopie par la division de plusieurs muscles de l'œil.

« Il s'agit d'un enfant de quatorze ans qui ne pou-» vait distinguer les objets qu'avec des verres *convexes* » de l'épaisseur de la moitié du doigt, et encore fort mal. » Le chirurgien coupa sur l'œil droit le droit interne » et le grand oblique, puis le droit externe et le petit » oblique. A peine l'opération était-elle terminée que » l'enfant aperçut les barreaux de la fenêtre; trois » jours plus tard il distinguait des cheminées placées à » 500 mètres de lui, et la couleur de la fumée.» Les verres convexes dont M. Baudens a parlé excluent précisément l'idée de myopie, car ce sont ordinairement des verres concaves qu'on emploie pour les myopes, attendu que ceux-ci ont besoin de lunettes qui fassent diverger les rayons au lieu de les faire converger comme le font les verres convexes. Il paraîtrait donc plus naturel de penser que l'enfant opéré par M. Baudens était atteint d'une de ces amauroses appelées amaurose par contraction musculaire, dont

M. Phillips a cité trois observations remarquables de guérison par la division de quelques muscles dans son Traité de la Ténotomie sous-cutanée qui vient de paraître.

Je n'ai jamais eu l'occasion d'opérer la myotomie pour guérir la myopie seule, mais j'ai opéré plusieurs strabiques qui étaient en même temps très myopes. Je citerai entre autres mademoiselle Genny Bertrand, couturière à Angoulême, dont j'aurai occasion de parler à plus d'un titre. Elle passait pour se piquer le nez quelquefois en cousant; c'était là le cas de dire qu'elle n'y voyait pas plus loin que son nez. Dans les premiers temps, les sections musculaires opérées pour redresser son œil eurent peu d'effet sur la myopie; mais depuis que la guérison a lieu, elle peut lire tous les caractères sans lunettes à la distance d'un demi-mètre, et coudre à une distance ordinaire, ce qu'elle ne pouvait faire avant sans verres de myopes d'un numéro très fort.

Art. IV. — Diagnostic du strabisme.

Il faut bien s'appliquer à distinguer le strabisme qu'on appelle essentiel, du strabisme symptomatique, tel que celui qui est dû à une tumeur de l'orbite, à une hydrocéphale aiguë ou chronique, à une attaque d'apoplexie, à une hémiplégie, et enfin à une paralysie du muscle antagoniste. Le plus souvent avec un peu d'attention, la distinction est facile.

Toutefois, quant à ce qui concerne la paralysie d'un des muscles droits, les avis sont partagés pour savoir si l'on doit opérer, ou si l'on ne doit pas opérer en pareil cas. Ainsi M. Maisonneuve a rapporté (*Ga-*

zette des hôpitaux, 16 mars 1841) l'histoire d'un strabisme par paralysie du muscle droit externe survenu trois ans auparavant, à la suite d'une chute de 14 pieds de haut sur la tête. Eh bien, dans ce cas l'œil s'est porté au centre de l'orbite par la division du droit interne; mais on ne dit pas si la guérison s'est maintenue.

M. Baudens examinant la question suivante, savoir *s'il existe des strabismes incurables*, répond, pag. 96 de son mémoire, qu'il n'en connaît pas encore. « Sur plus » de 800 louches que nous avons opérés, dit-il, les uns » avaient des taies plus ou moins étendues, d'autres des » cataractes, et chez d'autres enfin le strabisme recon» naissait pour cause *une chute sur la tête, et probable» ment une paralysie musculaire par suite d'épanchement.* » Eh bien, dans tous les cas nous avons réussi. »

J'ai réussi moi-même dans un cas que je crois de cette nature; mais le succès n'a été que temporaire. Voici le fait :

Un jeune enfant âgé de onze ans, fils de M. Alusse, négociant à Angoulême, était atteint de strabisme convergent de l'œil gauche. Ce strabisme était survenu en même temps qu'une paralysie des membres inférieurs. Diverses consultations prises à Paris à M. Baron, et à Tours à M. Bretonneau, indiquaient que le strabisme était dû à des tubercules du cerveau. Cependant, avec le temps, la santé s'étant raffermie, la paralysie avait beaucoup diminué, l'enfant marchait bien et ne conservait qu'une faiblesse des jambes. Quant au strabisme, il était toujours dans le même état, fort prononcé. L'opération fut faite, le 29 mai 1841, avec M. Levallois, médecin de la maison, et plusieurs autres médecins de la ville. Elle fut difficile, attendu que le muscle droit interne ayant sept à huit lignes de large, et étant collé à la sclérotique dans une étendue de plusieurs lignes d'avant en arrière, il fallut non seulement opérer une grande division de tissus de haut en bas, mais encore agir profondément pour détruire toutes les adhérences. Le succès immédiat a été complet; mais aussitôt que le muscle coupé a repris ses attaches, quinze jours après l'opération environ, l'œil était revenu beaucoup en dedans. Cela tient-il réellement à une paralysie du muscle droit externe, ou bien simplement à une perte de son élasticité et de la contractilité déterminée par son allongement long-temps prolongé et par son défaut d'exercice, qualité qu'il n'aura pu reprendre assez vite pour résister au droit interne lorsqu'il aura été recollé? Alors les moyens orthopédiques auraient-ils produit un résultat avantageux, ou bien enfin aurait-il fallu diviser le droit supérieur et le droit inférieur en même temps que le droit interne? Je pencherais plutôt vers cette dernière opinion, parce qu'avant d'être opéré, l'œil pouvait bien se porter jusqu'au centre de l'orbite, mais avec quelques efforts (1).

Quoi qu'il en soit, M. Paul Guersant a observé plusieurs cas de strabisme par paralysie où l'opération n'a pas eu de succès. M. Lucien Boyer considère cette variété comme une des plus défavorables (*Gazette des hôpitaux*, 16 mars 1841), et M. Phillips la met au rang des opérations qu'on ne doit pas faire.

Quant au strabisme essentiel, avant de vouloir en entreprendre la cure, il est nécessaire de s'assurer s'il dépend de la rétraction musculaire ou bien de l'inégalité de force ou de portée des deux yeux. En effet, dans le premier cas, la division du muscle est indiquée, tandis que dans le second, cette division du muscle ne peut produire qu'une guérison temporaire.

(1) J'ai appris depuis que l'œil s'est redressé de nouveau, par une lettre du docteur Gigon, en date du 19 juillet.

Pour s'assurer si l'affection tient à l'inégalité de force des yeux, M. Sanson dit « qu'il suffit de les » essayer successivement; que si cela est, le strabisme » offre cela de particulier, qu'il rend la vision plus » nette en détournant l'œil qui rapporte des images » confuses; tandis que quand les yeux sont de foyers » égaux, il trouble la vision. (Art. cit., p. 41.) » Ce moyen ne vaut rien, puisque tous les strabiques, quelle que soit la cause de leur affection, ont la vision plus nette lorsqu'on ferme l'œil affecté que lorsqu'ils regardent avec les deux yeux.

J'ai quelque raison de croire qu'on pourrait y arriver de la manière suivante. Il me semble d'abord que le strabisme qui dépend de l'inégalité de force des deux yeux ne doit pas être permanent. Ainsi il ne doit pas exister lorsque les yeux regardent sans fixer, ou lorsqu'on est plongé dans le sommeil, tandis que celui qui tient à une rétraction musculaire se montre toujours. Il ne doit pas se montrer non plus lorsque l'objet vers lequel les yeux se portent est assez rapproché d'eux pour qu'il soit visible distinctement de l'un ou de l'autre œil regardant seul, mais apparaître alors que, par un éloignement graduel, l'objet est placé à une distance telle que l'œil faible ne peut plus le voir distinctement, tandis que l'œil fort en perçoit une image nette. Tel était le cas de la jeune enfant du pensionnat de madame Lavigerie d'Angoulême dont j'ai déjà parlé.

Dans tous les cas, le strabisme par inégalité de force des deux yeux étant très rare, comparativement au strabisme par rétraction musculaire, si l'on ne pouvait pas les distinguer, comme l'opération qui consiste à couper le muscle ou les muscles rétractés n'offre aud'un danger, je crois que, dans l'incertitude, on aurait tort de ne pas opérer.

Enfin, lorsqu'une cataracte complique le strabisme musculaire, elle n'est point une contre-indication à l'opération ; j'ai opéré un cas de cette espèce avec un plein succès à Libourne, chez un enfant de onze ans, nommé Grandet. La cataracte et le strabisme résultaient d'un morceau de bois qui lui avait été lancé dans l'œil. M. Baudens a également réussi en pareil cas, et M. Phillips dit avoir opéré en même temps les deux maladies.

Art. V. — Traitement ancien.

De tout temps on s'est proposé de guérir le strabisme, en neutralisant la cause qui y donne lieu ; mais comme cette cause a été méconnue jusque dans ces derniers temps, tous les moyens qui ont été employés à cet effet n'ont presque jamais produit des résultats satisfaisants ; presque tous agissaient de manière à forcer l'œil dévié à se porter en sens contraire de la déviation, et consistaient par conséquent dans une gymnastique plus ou moins étendue. Tels sont le *masque* et les *demi-sphères concaves*. Ces deux objets, montés comme des lunettes, sont opaques dans toutes leurs parties, et sont percés dans un point qui correspond aux pupilles placées normalement. Les tubes noircis agissent de la même façon ; il fallait les porter continuellement et pendant fort long-temps, « parce qu'on » n'avait pas seulement pour but, dit Boyer, de rame- » ner les yeux à leur situation naturelle, mais qu'il » fallait encore rompre l'habitude vicieuse qu'ils » avaient contractée (*loc. cit.*, p. 620) ; » et encore après de longues années de persévérance et d'ennui, ne voyait-on pas les efforts couronnés de succès. L'instrument décrit par Verduc (*Pathologie*, t. II, p. 50), les lunettes de Wollaston bien connues en physique, les petits emplâtres de couleurs vives et variées appliqués au côté opposé à la déviation pour obliger les yeux à se porter vers eux, l'exercice fréquemment répété devant une glace, dans lequel l'œil dévié ne peut se voir qu'en changeant sa direction vicieuse et en se rapprochant du parallélisme, n'ont pas produit de meilleurs effets; et d'ailleurs les personnes en traitement, les enfants surtout se soumettent difficilement à ce genre d'épreuves. Les vésicatoires, les frictions avec la pommade émétisée autour des orbites, les saignées, les purgatifs, les bains de vapeur, l'électricité, le galvanisme, etc., n'ayant réussi que dans quelques cas exceptionnels, on ne peut leur accorder qu'une confiance très bornée.

Toutefois si l'on parvenait à reconnaître que le strabisme tient à une inégalité de force dans les yeux, on pourrait employer contre lui les mêmes moyens dont Buffon s'est servi plusieurs fois avec avantage, moyens qui consistaient à diminuer la force de l'œil le plus fort et augmenter celle du plus faible, soit en laissant le premier dans le repos en le couvrant d'un bandeau, et en obligeant le second à s'exercer seul, soit en faisant porter aux louches des lunettes ayant un verre convexe correspondant à l'œil fort, et un verre plat pour l'œil faible.

Après l'exposition rapide des méthodes usitées dans la vieille thérapeutique, je demanderai à tous les hommes de bonne foi qui aiment le progrès, et qui ne veulent pas rester dans l'ornière où l'âge et les fatigues d'une pratique étendue les obligent quelquefois à croupir, était-il possible, après avoir éprouvé tant de mécomptes dans les nombreuses tentatives faites pour guérir un affection si commune, de ne pas saisir avec avidité et enthousiasme un moyen prompt, efficace et sans danger d'enlever à cette jeunesse nombreuse et disgraciée de la nature ce masque hideux qu'elle portait partout avec elle, et de rendre à ses nobles fonctions un précieux organe devenu presque inutile? C'est de ce moyen que je vais parler dans le chapitre suivant.

CHAPITRE DEUXIÈME.

Opération pour la guérison du strabisme.

Avant d'entrer dans les particularités qui se rapportent à cette question, il me paraît indispensable de donner quelques détails sur l'anatomie et la physiologie des puissances motrices du globe oculaire et de son aponévrose d'enveloppe.

§ I. Anatomie des muscles de l'œil.

Le globe oculaire est mû par six muscles, dont quatre portent le nom de muscles droits, et deux s'appellent obliques.

Muscles droits. — L'un est supérieur, l'autre inférieur; le troisième interne, et le quatrième externe. Tous viennent du fond de l'orbite; l'interne, l'inférieur et l'externe naissent d'un tendon commun (tendon de Zinn), qui s'insère à la moitié inférieure du trou optique; le supérieur naît de la partie supérieure de ce même pourtour et de la gaîne fibreuse du nerf optique; de là, ils marchent en avant en s'écartant, et viennent se fixer au globe de l'œil, à quelques lignes de la cornée. Ainsi disposés, ils représentent assez bien les quatre arêtes d'une pyramide quadrangulaire, dont la base est en avant et le sommet en arrière. Ils sont en rapport par une de leurs faces avec le périoste de l'orbite, et par l'autre avec le nerf optique et le globe oculaire, dont ils sont séparés par de la graisse et des vaisseaux.

Leur structure est tendineuse à leur origine et à leur terminaison, et musculeuse dans leur partie intermédiaire. Le tendon antérieur, long de deux à trois lignes, s'épanouit en une aponévrose dont la largeur peut varier entre trois et dix lignes, et confond ses fibres d'une manière inextricable avec le tissu de la sclérotique. Quelquefois cette insertion tendineuse, au lieu de former un tout continu, se trouve divisée en deux ou trois languettes. On doit bien faire attention à cette circonstance, parce qu'une des languettes oubliée peut causer la récidive après l'opération.

Le muscle droit interne est le plus court et le plus épais, le droit externe est le plus long, le droit supérieur est le moins volumineux.

« Comme ils s'insèrent tous au-devant du grand » diamètre de l'œil, tous sont des muscles réfléchis » autour du globe oculaire. Cette réflexion est surtout » considérable lorsque l'œil est porté dans un sens » opposé à l'action du muscle que l'on examine. » (Cruveilhier, *Anat.*, t. III, p. 448.)

Le droit externe reçoit le nerf de la sixième paire, qui s'y distribue tout entier; les trois autres reçoivent leurs filets nerveux du moteur oculaire commun, ou troisième paire.

Muscles obliques. — 1° Le muscle grand oblique (oblique supérieur de l'œil ou trochléaris) naît de la gaîne fibreuse du nerf et de la partie supérieure du trou optique, comme les muscles droits supérieur et interne entre lesquels il se trouve placé; de là il se porte d'arrière en avant, au niveau de l'angle rentrant que forment par leur réunion la voûte et la paroi interne de l'orbite, dégénère en un tendon arrondi près de la poulie cartilagineuse qui lui est destinée, traverse cette poulie, se réfléchit à angle aigu sur lui-même, pour se diriger en dehors et un peu en arrière, passe au-dessous du muscle droit supérieur de l'œil, et s'épanouit avant de s'insérer à la sclérotique au niveau du plus grand diamètre transversal de l'œil, et par conséquent sur un plan postérieur à l'insertion des muscles droits. Le grand oblique est le plus long des muscles de l'œil; sa poulie est un petit cartilage formant les cinq sixièmes d'un cylindre ou d'un anneau; ses bords sont attachés aux petites crêtes qui limitent une dépression osseuse qu'on remarque sur la paroi supérieure de l'orbite; une synoviale qui revêt le tendon et la poulie, et qui se prolonge en avant et en arrière de celle-ci, facilite les mouvements de glissement.

Les rapports du grand oblique sont les mêmes que ceux du muscle droit; le nerf pathétique, ou la quatrième paire, lui est destinée tout entière.

Muscle petit oblique. — Placé obliquement sous le globe de l'œil, ce muscle s'insère, d'une part à la face orbitaire de l'os maxillaire supérieur, immédiatement derrière le rebord de l'orbite, et presque toujours un peu au sac lacrymal; de là il se porte obliquement de dedans en dehors et d'avant en arrière sous le globe oculaire, dont il est séparé par le droit inférieur, et dont il sépare le droit externe, et s'épanouit alors en une aponévrose qui confond ses fibres avec la sclérotique, au voisinage du bord externe du droit supérieur, à quelques lignes de celles du grand oblique, qui se prolonge moins en arrière.

Le petit oblique est en rapport par sa face inférieure avec le périoste de l'orbite et le droit externe, et par sa surface supérieure avec le globe de l'œil et le muscle droit inférieur.

Il reçoit ses nerfs de la troisième paire ou moteur oculaire commun.

§ II. Physiologie des muscles de l'œil.

a. *Action des muscles droits.* 1° Lorsqu'ils agissent séparément, le droit supérieur et l'inférieur font exécuter d'abord à l'œil un mouvement de rotation autour de son axe transversal; le droit interne et l'externe le même mouvement sur son axe vertical; et pendant que l'un des muscles se raccourcit pour entraîner l'œil de son côté, son antagoniste s'allonge et s'enroule sur le globe. 2° Lorsqu'ils agissent tous ensemble, le mouvement de translation seul se manifeste. 3° Lorsque le droit supérieur et le droit interne, ou le droit externe, agissent concurremment, l'œil marche dans le sens de la diagonale des forces représentées par ces cordes. 4° Enfin lorsque le droit externe, le supérieur et l'inférieur agissent ensemble, ils produisent le même effet que le droit externe seul, parce qu'il représente une diagonale par rapport aux deux autres, et si le droit supérieur et l'inférieur agissent avec le droit interne, le globe se porte en dedans par la même raison. M. Baudens a pris de là occasion de dire que le droit supérieur et l'inférieur sont adducteurs par leurs fibres les plus internes, et abducteurs par les plus externes.

De ce qui précède, nous pouvons tirer les corollaires suivants :

1° Lorsque le strabisme est produit par les muscles

droits seuls, l'œil doit être, non seulement dévié du côté du muscle rétracté, mais encore enfoncé dans l'orbite.

2° Lorsque le strabisme est directement en dedans ou en dehors, nous ne pouvons pas en conclure qu'il suffira de couper le droit interne ou le droit externe pour redresser l'œil.

b. *Action des muscles obliques.* — Cette action est différente suivant que les muscles droits sont dans l'état sain ou dans l'état pathologiqne.

1° *Lorsque l'œil est dans sa position naturelle*, si le grand oblique agit seul, il fait exécuter d'abord à l'œil un mouvement de rotation de dehors en dedans, en le faisant tourner sur son axe antéro-postérieur; ensuite il l'attire en haut et en avant. Lorsque le petit oblique se contracte seul, il fait aussi tourner l'œil sur son axe antéro-postérieur, mais de dedans en dehors, et de plus il amène l'œil en avant et en dedans, parce que dans son trajet sous le globe, il le coupe plus près de sa moitié antérieure que de sa moitié postérieure. Enfin, lorsque les deux obliques agissent ensemble, ils attirent l'œil vers la paroi interne de l'orbite par un simple mouvement de translation, sans mouvement de rotation, et le rendent plus saillant à travers les paupières.

2° Si l'œil est dévié par suite de la rétraction de l'un des muscles droits, surtout de l'externe, le globe de l'œil subit autour de son axe vertical un mouvement de rotation tel, que l'anse formée autour de lui par le grand oblique et le petit oblique glisse en arrière et ne l'embrasse plus que dans sa moitié postérieure, ce qui fait que s'ils agissent ensemble, ils doivent concourir à porter l'œil en dehors, en haut et en avant; mais cette action est bien plus manifeste pour le petit oblique seul. Lorsque le droit interne, le supérieur, l'inférieur et le grand oblique ont été coupés, le globe, par suite d'un peu d'exophthalmie, proémine en avant, et le petit oblique, ne le coupant plus sur sa moitié antérieure, mais sur la postérieure, l'œil se dévie nécessairement en dehors, ce qui peut nécessiter la division de ces muscles pour obtenir le redressement complet de l'œil. C'est à M. Baudens que sont dues ces remarques sur l'action des obliques (*loc. cit.*, p. 88).

D'après ce que je viens de dire sur la physiologie des muscles de l'œil, il semblerait qu'il doit être très facile de reconnaître les cas dans lesquels le strabisme est produit par l'action simultanée du droit interne et du grand oblique, et qu'alors l'œil devrait être dévié non seulement en dedans, mais encore être porté en haut et un peu plus saillant que si le droit interne agissait seul. Cependant cela n'est pas facile. Il m'est en effet arrivé plusieurs fois de penser qu'il serait nécessaire de faire la division du grand oblique, en même temps que celle du droit interne, et de voir cette dernière suffire pour produire un redressement complet.

M. Phillips dit, pag. 88 : « Une remarque générale, » constante, toujours la même, c'est que les yeux dé» viés par le grand oblique étaient myopes, et qu'aus» sitôt après la section de ce muscle, la vue devenait » longue. » S'il en était toujours ainsi, la myopie serait un caractère précieux pour reconnaître l'action du grand oblique; mais la myopie paraît exister souvent, d'après les observations de M. J. Guérin, sans le concours du grand oblique, et par conséquent son existence n'est pas une indication suffisante pour pratiquer sa section.

§ III. Aponévrose oculaire.

Cette aponévrose, qui joue un rôle très important, a été récemment décrite par M. Bonnet, chirurgien en chef de l'Hôtel-Dieu de Lyon, dans une lettre adressée à l'Académie de médecine et insérée dans la *Gazette des hôpitaux* du 4 février 1831. Je vais la décrire d'après mes propres dissections.

Née de la gaîne fibreuse du nerf optique près du globe de l'œil, elle va se terminer aux cartilages tarses des paupières. Vue extérieurement, elle présente donc la forme d'une cône qui environne non seulement le globe oculaire à l'exception de sa face antérieure, mais encore tous ses accessoires. Par sa face interne, elle fournit une gaîne à chacun des muscles dont je viens de parler dans le paragraphe ci-dessus. La disposition de ces gaînes est à peu près la même que celle des muscles droits de l'abdomen. Mais pour bien comprendre, prenons un point de départ, et fixons-le, par exemple, au bord supérieur du muscle droit externe. Jusqu'au bord externe du droit supérieur, l'aponévrose oculaire sera composée d'un seul feuillet. En ce point, elle se dédoublera, et fournira par sa face interne un feuillet qui passera entre le droit supérieur et le globe de l'œil; arrivé au bord interne de ce muscle, ce feuillet se réunira avec l'aponévrose commune jusqu'au bord supérieur du droit interne; là il l'abandonnera encore pour passer entre le droit interne et le globe de l'œil, jusqu'à son bord inférieur, où il se réunira de nouveau avec l'aponévrose commune, et ainsi de suite pour chacun des muscles de l'œil droit ou oblique. Ces divers feuillets qui naissent ainsi de l'aponévrose oculaire et qui séparent le globe de l'œil de ses muscles, ne vont point se terminer aux cartilages tarses; mais, arrivés à 7 ou 8 millimètres du repli de la conjonctive, ils se réunissent par leurs bords et forment une membrane continue, un second cône qui, emboîté dans le premier, tapisse la face oculaire des muscles, et les accompagne jusqu'à leur insertion à la sclérotique où elle adhère fortement, souvent dans l'étendue de plusieurs millimètres, surtout dans les strabismes anciens et congénitaux. Sa connaissance, dit M. Bonnet, est aussi importante dans l'opération du strabisme que celle de la gaîne des artères dans la ligature de ces vaisseaux. Moulée pour ainsi dire sur la sclérotique, elle lui adhère faiblement par un tissu cellulaire lâche. C'est elle qui est connue sous le nom de *membrane de Tenon*. Pour moi je l'appellerais volontiers *membrane scléro-musculaire*.

Les muscles de l'œil adhèrent tellement à la gaîne dans laquelle ils sont contenus, qu'il serait plus facile de déchirer leur tissu que de l'en séparer. — Depuis le point où ils se séparent de la membrane commune, qu'on pourrait appeler *tarso-musculaire*, jusqu'à celui où ils s'insèrent à la sclérotique, il existe entre eux un espace triangulaire rempli par du tissu cellulaire lâche et par le repli conjonctivien, repli formé par cette membrane au moment où elle passe de la paupière sur le globe de l'œil. Ainsi, lorsque les paupières sont écartées, comme les muscles sont immédiatement sous la conjonctive, il est facile de les saisir en même temps que cette membrane, soit avec le crochet, soit avec la pince, et de les diviser du même coup de ciseau.

Actuellement que nous avons une connaissance exacte des agents qui font mouvoir l'œil et de ses membranes d'enveloppe, il nous sera facile de comprendre, 1° ce que devient le muscle coupé; 2° pourquoi l'opération ne réussit pas lorsque la membrane scléro-musculaire n'est pas assez largement ouverte.

§ IV. Historique de l'opération.

D'après M. Fleurent Cunier (*De la myotomie appliquée au traitement du strabisme*, page 1), il paraîtrait que M. Jules Guérin aurait signalé dès 1837 dans ses conférences la possibilité de guérir le strabisme par la division du muscle qui entraîne l'œil dans le sens de sa rétraction, et donné le procédé opératoire qui lui paraissait le plus convenable. Quoi qu'il en soit, notre savant orthopédiste n'ayant rien écrit là-dessus à cette époque, c'est réllement à Stromeyer qu'il faut rapporter la première description écrite du procédé opératoire à employer pour couper le muscle rétracté. Ce procédé se trouve dans la préface de l'ouvrage publié par le chirurgien de Hanovre en 1838, et n'a été essayé par lui que sur le cadavre. M. Cunier rapporte (*Annal. d'oculist.*, t. II, p. 54, octobre 1839) que M. Stromeyer avait décrit son procédé dès 1833 dans ses *Beitrage zur operative orthopœdie*, et prétend l'avoir tentée trois fois, et M. Pauli-de-Laudan une fois sans succès par le même procédé, en octobre 1839, deux mois avant M. Dieffenbach. A ce dernier, toutefois, appartient l'honneur de l'avoir pratiquée le premier avec succès, et de l'avoir popularisée. Suivant M. Baudens (*loc. cit.*, p. 16), il aurait pratiqué en octobre 1839 sa première opération par le procédé de Stromeyer sur un garçon de dix ans, et aurait réussi. Quoi qu'il en soit, celle qui passe pour la première, et qui devait avoir tant de retentissement, fut pratiquée par lui, le 21 mars 1840, sur M. *Verhaeghe*, jeune médecin de Bruges. Beaucoup de chirurgiens français et étrangers sont venus après coup faire de tardives réclamations sur la priorité, soit de l'idée, soit de l'application de l'idée ; mais l'histoire ne tient compte que des écrits authentiques ou des faits bien avérés et généralement connus. De Berlin, l'opération du strabisme se répandit d'abord en Belgique, *d'après la lettre que M. Verhaeghe fit insérer, le 31 mars 1841, dans les Annales de la Société des sciences naturelles de Bruges.* Elle fut ensuite pratiquée à Londres par M. Lucas, et enfin elle se répandit en France. Au mois de juillet 1840, je la vis pratiquer pour la première fois par M. Jules Guérin, à l'hôpital des Enfants, sur un jeune homme de dix-huit ans. Le strabisme existait à l'œil gauche et était très prononcé ; il opéra par son procédé, et ne réussit pas ; il fit de nouvelles tentatives sur le même individu à quelques jours de distance, et ne fut pas plus heureux. D'autres chirurgiens très célèbres de Paris débutèrent aussi par des insuccès. Ces essais malheurex, faits dans la première capitale du monde sous le rapport scientifique, auraient sans doute fait abandonner cette belle découverte ou bien auraient pour le moins fait ajourner pour long-temps peut-être son admission parmi nous, si M. Phillips ne fût venu nous démontrer que si nous n'avions pas réussi, cela tenait à ce que nous n'opérions pas bien.

§ V. Manuel opératoire.

Depuis quinze à seize mois que l'opération du strabisme se pratique, il a été imaginé dans ce but une si grande quantité d'instruments, de procédés opératoires et de modifications de procédés, qu'il me paraîtrait non seulement trop long et trop minutieux, mais encore inutile et fastidieux de parler de tous et d'en faire l'appréciation ; je me bornerai donc à parler des principaux, et de ceux qui ont été consacrés par la pratique ; d'ailleurs les médecins qui désireront en connaître la liste, la trouveront dans la *Gazette des hôpitaux* du 21 janvier 1841.

A. *Instruments.* — *L'élévateur* de Pellier, ou bien celui de MM. Caffe et Comperat, l'*abaisseur* de Charrière ou celui de M. Phillips, ou bien le *blépharostat* de MM. Furnari, Bouvier et Charrière, destiné à tenir les deux paupières ouvertes sans le secours d'aucun aide, *une ou deux érignes* à un ou deux crochets, telles que celles de MM. J. Guérin, Phillips, etc., *une ou deux pinces* à griffes, *un tenaculum* ou crochet pointu, *un crochet mousse* de M. Dieffenbach, *des ciseaux droits* et courbes sur le plat, à pointe mousse et à lames étroites, forment l'appareil instrumental indispensable. On peut y en ajouter beaucoup d'autres si on le désire, tels que des crochets de diverses espèces, le dissecteur de la conjonctive de M. Guérin, le myotome sous-conjonctival du même auteur ; celui ou ceux de M. Baudens avec son porte-éponge, etc.

B. *Position du malade.* — Dans tous les procédés la position du patient est à peu près la même. On le place devant une fenêtre sur une chaise assez élevée pour que l'opérateur, assis ou debout, puisse facilement agir sur l'œil dévié. Un aide, placé derrière, appuie sa tête contre sa poitrine, et la maintient solidement avec la main droite ou la main gauche placée sur l'œil sain suivant qu'on agit sur l'œil gauche ou sur l'œil droit; et de l'autre main tient le manche de l'élévateur. « Il » ne doit s'occuper d'aucune autre partie de l'opéra- » tion, dit M. Phillips; cette tâche est déjà assez diffi- » cile, car si l'on opère des enfants souvent très indo- » ciles, il faut une extrême attention pour suivre leurs » mouvements et pour conserver la position donnée à » la paupière. » Ces réflexions sont très justes.

J'ai rencontré pour mon compte deux enfants tellement indociles, l'un à Libourne, âgé de douze ans, et l'autre à Angoulême, âgé de neuf ans, que c'est à peine si quatre aides vigoureux purent venir à bout de les maintenir, et encore me fallut-il faire l'opération à la volée, ce qui ne l'a pas empêchée de réussir. Je dois dire aussi que dans plusieurs autres cas, l'aide de derrière a suffi; alors il tenait l'élévateur avec ses dents, l'érigne double ou la pince à griffes avec une main, et l'abaisseur avec l'autre. Il sera néanmoins toujours plus prudent d'avoir plusieurs aides. Le second, qui devra tenir l'abaisseur et l'érigne ou la pince destinée à attirer l'œil dans le sens opposé à la déviation, se placera toujours à droite de l'opérateur, afin que celui-ci puisse agir de la main droite; un troisième devra tenir les mains de l'opéré, et enfin un quatrième pourra donner les instruments, et épongera l'œil pour en enlever le sang. Rigoureusement deux aides peuvent suffire : alors l'aide de derrière tient la tête et élève la paupière supérieure, et celui du devant abaisse l'inférieure et tient l'instrument propre à entraîner l'œil dans le sens opposé à sa déviation; mais il faut alors que l'opéré reste tranquille.

C. *Méthode et procédés opératoires.* — Il y a deux méthodes : dans la première, on découvre le muscle avant de le couper : elle compte le plus grand nombre de procédés. Nous supposerons que le strabisme est interne.

1° *Procédé de Stromeyer.* — Des essais tentés sur le cadavre, dit ce chirurgien, me portent à recommander le procédé opératoire suivant contre le strabisme de nature spasmodique.

« On fait fermer l'œil sain, et on recommande au » malade de porter le plus possible l'œil affecté en de» hors de la direction vicieuse qu'il occupe. Si le stra» bisme a lieu en dedans, on enfonce alors dans le bord » interne de la conjonctive oculaire une érigne fine » que l'on confie à un aide intelligent qui s'en sert pour » tirer l'œil en dehors. La conjonctive ayant été soule» vée à l'aide d'une pince, on la divise au moyen d'un » couteau à cataracte, par une incision pratiquée dans » le canthe interne. La traction en dehors est aug» mentée jusqu'à ce qu'apparaisse le muscle droit in» terne; un stylet fin est passé sous ce dernier qui est » divisé à l'aide des ciseaux courbes, ou avec le cou» teau qui a servi à ouvrir la conjonctive. (*Beitrage zur* » *operative orthopediæ*, Hanover.)

2° *Procédé de Dieffenbach.* — Son appareil instrumental se compose de :

1 releveur de Pellier,
1 abaisseur à deux crochets mousses,
2 érignes simples,
1 érigne double,
1 paire de ciseaux courbes sur le plat,
1 pince à griffes,

1 paire de ciseaux courbes sur le côté,
1 petite spatule,
1 crochet mousse,
2 scalpels convexes,
1 bistouri myotome boutonné courbe.

Le malade étant placé comme je l'ai indiqué, l'élévateur et l'abaisseur étant appliqués, le chirurgien s'assied devant lui ; il lui recommande de porter l'œil en dehors (pour faciliter ce mouvement, il fait fermer l'œil sain), et implante un petit crochet aigu dans la conjonctive près de la caroncule lacrymale. Quand l'œil reste convulsivement tourné dans l'angle interne, ce qui arrive assez souvent, l'opérateur prend le crochet de la main gauche, le glisse à plat sur le globe oculaire vers l'angle interne au-dessous des paupières ; après l'y avoir enfoncé à distance convenable, il ramène le manche vers le nez, et prescrit à l'aide placé derrière le malade de le tenir avec sa main gauche. Alors il implante son second crochet dans la conjonctive à 3 ou 4 millimètres (1 ligne 1/2) de la cornée, et le tient lui-même de la main gauche. La conjonctive soulevée forme un pli entre les deux crochets, l'opérateur le divise avec des ciseaux courbes, et agrandit la section à petits coups jusqu'à ce que le muscle soit à nu. Il facilite beaucoup son apparition en attirant l'œil en dehors avec le crochet qu'il tient de la main gauche. Alors il laisse les ciseaux, prend le crochet mousse et le glisse entre la sclérotique et le muscle. Il dégage son crochet aigu, qui devient inutile, prend le crochet mousse de la main gauche devenue libre, et coupe le muscle qu'il retient avec les ciseaux qui lui ont servi à couper la conjonctive. Au même instant l'œil, comme délivré d'un lien qui le tenait enchaîné, se met dans sa position normale. On fait ensuite quelques lotions d'eau froide pour enlever le sang, et l'on fait ouvrir au malade les deux yeux pour s'assurer s'ils sont en parallélisme.

S'il s'agit de l'œil gauche, le procédé n'est que légèrement modifié, et l'opération peut se faire également de la main droite. L'aide situé derrière le malade tiendra l'élévateur de la main gauche et le crochet de la main droite; alors l'opérateur passe le bras gauche transversalement au devant du front, prend un point d'appui sur lui, et de la main courbée tient le crochet qui doit porter l'œil en dehors.

Tous les autres procédés, à l'exception de celui de M. J. Guérin, émanent de celui-ci, et présentent seulement quelques différences que je vais signaler.

3° *Procédé de M. Phillips.* — Il est exactement le même que celui de Dieffenbach, à l'exception que le chirurgien se tient debout.

4° *Procédé de M. Lucas.* — Le chirurgien de Londres saisit la conjonctive avec une pince carrée, et l'incise de bas en haut avec un couteau à cataracte, puis il va à travers cette incision accrocher la sclérotique avec une érigne double pour fixer l'œil; ensuite il fait passer au-dessous des muscles un petit stylet qu'il rapproche le plus possible de l'insertion du tendon, qu'il divise avec des ciseaux courbes.

5° *Procédé de M. Roux.* — Exactement le même que celui de Dieffenbach, dont il a fait canneler la petite spatule afin de diriger plus facilement le bistouri.

6° *Procédé de M. Sédillot.* — Il opère son malade couché, fixe l'œil en dehors avec une érigne à trois branches dont il a fait renfler les crochets à 2 millimètres de la pointe, pour l'empêcher de pénétrer trop profondément dans le globe de l'œil, soulève la conjonctive près de la caroncule avec une pince, la divise avec des ciseaux, soulève le muscle mis à nu avec une spatule cannelée, et le coupe avec des ciseaux.

7° *Procédé de M. Ferrall.* — J'emprunte à M. Gairal (*Du strabisme*, p. 46) ce que je vais dire. « Le patient » est placé sur un sofa, l'œil tourné du côté de la lu- » mière ; la paupière supérieure est relevée avec un » spéculum, un autre aide abaisse l'inférieure avec ses » doigts. La caroncule lacrymale est poussée en dedans » avec une très petite érigne double ; aucun moyen n'est » employé pour tirer l'œil en dehors. L'opérateur sai- » sit alors avec des pinces un petit point de la conjonc- » tive à quelques lignes de la cornée, la relève et la di- » vise d'un seul coup avec de petits ciseaux angulaires ; » voilà le premier temps. On laisse reposer l'œil pen- » dant quelques secondes, puis écartant de nouveau les » paupières, on engage une petite érigne mousse entre » les lèvres de la petite plaie de la conjonctive, et on » accroche par là le tendon du muscle ; voilà le second » temps. Alors une lame de ciseau angulaire est glissée » sous le muscle pour le couper à l'endroit de son adhé- » rence à la sclérotique. »

8° *Procédé de M. Liston.* — M. Liston n'emploie qu'un seul aide pour relever la paupière supérieure, avec les doigts ou l'élévateur de Pellier. Il abaisse lui-même l'inférieure ; puis saisissant avec une pince à ressorts et à mors plats le pli oculo-palpébral de la conjonctive dans le point où il veut opérer, il l'abandonne à elle-même ; elle maintient par son propre poids la paupière écartée, et lui laisse toute facilité pour aller à la recherche du muscle rétracté.

9° *Procédé de M. Sichel.* — Cet oculiste n'a besoin que de trois instruments : 1° une petite érigne de Richeter montée sur un manche fermant; 2° une petite paire de ciseaux très courbes sur le plat ; 3° un crochet à extrémité mousse et très aplatie, destiné à soulever le muscle et fermant comme l'érigne ; il n'emploie pas d'aides, ou n'en emploie qu'un au plus.

Premier temps. — Le malade est assis sur une chaise, la tête appuyée contre un corps dur, tourne l'œil en haut, et abaisse lui-même, s'il n'est pas trop pusillanime (autrement il faudrait le concours d'un seul aide), sa paupière inférieure au moyen de son index. L'opérateur debout en face du malade, la jambe droite placée entre les siennes, accroche, avec l'érigne tenue de la main gauche, la conjonctive oculaire un peu plus bas que l'insertion du muscle à environ 2 millimètres en dehors de la membrane semi-lunaire; alors la conjonctive soulevée est trouée d'un coup de ciseaux dans une très petite étendue ; on fait glisser à plat à travers cette petite ouverture la branche inférieure des ciseaux jusqu'au-dessus de l'insertion présumée du muscle, et on incise la muqueuse dans une étendue convenable. On fait laver l'œil au malade.

Deuxième temps. — Lorsque le sang est arrêté, on soulève avec le pouce de la main droite la paupière supérieure, et on recommande au malade de regarder droit devant lui, pour que le muscle soit dans le plus grand relâchement possible ; on fait glisser alors doucement et avec précaution de haut en bas le crochet aplati tenu entre le pouce et l'index de la main gauche ; la main droite saisit les ciseaux, dirige leur convexité du côté du nez, introduit l'une des branches sur l'extrémité du crochet et divise le muscle d'un seul coup. Il ne reste qu'à vérifier le résultat de l'opération.

10° *Procédé de M. Gairal.* — Ce chirurgien militaire distingue la division des muscles de l'œil en myotomie et en ténotomie : myotomie, lorsqu'on les coupe dans leurs fibres musculaires; ténotomie, lorsqu'on les coupe dans leur partie aponévrotique ; « Ce » qui se conçoit aisément, dit-il, quand on se donne » l'explication du motif de l'opération. En effet, il s'agit » d'un muscle qui est plus court ou plus fort que son » antagoniste; il faut l'allonger ou le détruire. Pour » opérer l'allongement, ce sera à la ténotomie que l'on » devra s'adresser; et pour la destruction, la myotomie » devra être mise en pratique. »

L'expérience a prouvé actuellement que la myotomie, de même que la ténotomie, a pour effet d'allonger le muscle et non de le détruire, la distinction de M. Gairal est donc inutile : aussi aucun de ceux qui pratiquent l'opération du strabisme ne prennent-ils en considération la méthode de M. Gairal.

11° *Procédé de M. Baudens.* — Après divers tâtonnements, le voici tel qu'il l'a lui-même adopté définitivement :

« Après avoir fait écarter les paupières comme on le » fait généralement, nous enfonçons d'un coup sec » une érigne à crochet unique, mais fort, dans l'angle » de réflexion oculo-palpébral, et un peu au-dessus » du diamètre transversal de l'œil, si, comme dans ce » cas, il s'agit d'un strabisme convergent pour saisir » l'attache musculaire ; et prenant sur elle un point » fixe, nous faisons effort comme pour redresser l'œil. » Par cette manœuvre, se dessine en relief bien senti, » et traduisant une véritable corde, le muscle stra» bique; nous passons sous lui, sans toutefois chercher

» à l'embrasser en entier, un petit bistouri à double » courbure, pour éloigner sa pointe du globe de l'œil » à mesure qu'il chemine. »

Dans ce premier temps opératoire, la gaîne est ouverte, et une partie du muscle lui-même a été coupée; nous engageons alors sous ce dernier notre crochet-bistouri pour le soulever et le couper d'un seul coup de ciseaux. L'aponévrose d'enveloppe oculaire est ensuite débridée plus ou moins largement, selon les indications, haut et bas; nous faisons effort de nouveau sur l'érigne pour soulever la greffe musculaire adhérente au globe, et d'un seul coup de ciseau nous enlevons cette greffe, ainsi qu'un lambeau conjonctival, afin de bien nettoyer la plaie et de ne pas laisser de mâchures.

12° *Procédé de M. Velpeau* (*Gazette des hôpitaux*, 17 septembre 1840). — Le malade étant assis devant une fenêtre, on écarta les paupières avec l'élévateur de Pellier et un crochet mousse pour abaisseur, en les plaçant, non sur la muqueuse, mais sur la peau près des cils. On fit porter l'œil dévié aussi en dehors que possible, puis on enfonça tout près de la caroncule lacrymale une petite érigne double qui doit pénétrer jusque dans la sclérotique pour faire tourner le globe oculaire en dehors, et on la donna à tenir à un aide. Alors M. Velpeau prit de la main gauche une autre érigne simple, la dirigea en contournant le globe oculaire d'abord horizontalement au-dessus du muscle à inciser; puis, par un mouvement de bascule de bas en haut, abaissa le crochet verticalement et en arrière du muscle sans avoir traversé autre chose que le point de conjonctive qui lui avait donné passage. Il tira l'érigne doucement en avant, y amena le muscle recouvert de la conjonctive en forme d'anse ; prit un petit bistouri étroit, concave sur son tranchant, et de la forme d'une serpette allongée, le glissa entre l'œil et l'érigne que tenait toujours la main gauche, et le retira en glissant de haut en bas et d'arrière en avant; de cette façon, il divisa transversalement le muscle droit interne et la conjonctive par une seule incision qui eut pour toute étendue une ligne égale à la hauteur du muscle et à l'épaisseur de l'instrument.

Le 15 janvier 1841, j'ai vu M. Velpeau mettre en pratique le procédé suivant sur deux enfants. (Voyez *Gazette des hôpitaux* du 19 janvier.)

« Les deux paupières étant préalablement écartées, » le chirurgien saisit avec une pince à griffes la con» jonctive et le muscle rétracté près de l'attache de » celui-ci à la sclérotique ; une seconde pince à griffes » est ensuite appliquée sur la conjonctive, près de la » cornée, et confiée à un aide si l'on opère sur l'œil » gauche; elle est au contraire tenue par le chirur» gien si l'on opère sur l'œil droit. Une traction légère » et en sens opposé de ces deux instruments donne » lieu à un repli transversal de la muqueuse oculaire. » C'est sur ce point qu'avec des ciseaux droits et » mousses, le chirurgien divise et la conjonctive et la » portion du muscle saisi par la première pince. Cela » fait, pour bien s'assurer que la division est complète » et qu'il ne reste aucune fibre capable de reproduire » la difformité, il passe dans le fond de la plaie un » crochet mousse semblable à celui de M. Phillips, et » si cet instrument ramène une portion du muscle non » divisé, il la sépare avec des ciseaux. »

13° *Procédé de M. Amussat.* — M. Amussat se sert aussi de deux pinces, mais il les donne à tenir à l'aide qui est derrière, puis il ouvre la conjonctive avec un bistouri et passe sous le muscle un crochet à écartement.

Le dernier procédé de M. Velpeau est celui dont je me suis servi avec avantage dans cent dix-sept cas où j'ai pratiqué l'opération du strabisme; seulement j'y ai introduit quelques modifications qui m'ont paru importantes. Ainsi, 1° je fais toujours en sorte de saisir dans les mors de la pince qui doit entraîner l'œil dans le sens opposé à sa déviation le muscle à couper, en même temps que la conjonctive ; de cette façon l'œil est tenu solidement, et la conjonctive ne court pas le risque de se décoller; pour y parvenir, je suis quelquefois obligé d'accrocher préalablement l'œil avec une petite érigne double; 2° je fais la division de la bride comprise entre les deux pinces le plus près possible du repli oculo-palpébral de la muqueuse, parce qu'alors, après que les instruments destinés à écarter ces voiles membraneux sont enlevés, cette plaie que je fais souvent très grande est dissimulée sous eux, et j'obtiens pour ainsi dire tout l'avantage des plaies sous-cutanées ; 3° j'ai fait enlever un biseau sur chacune des faces latérales du crochet de Dieffenbach, parce qu'il était trop mousse, et glissait souvent sur les fibres du muscle sans pouvoir les accrocher, ce qui nécessitait des recherches long-temps prolongées. Son extrémité présente donc actuellement un tranchant mousse vertical incapable de produire la moindre lésion et qui ne laisse rien échapper; 4° toutes les fois que je le peux, je ne me contente pas de passer la lame des ciseaux entre le muscle et la sclérotique pour le diviser, mais j'emporte toute l'anse soulevée par le crochet, et je m'en suis toujours bien trouvé. Il peut se faire que cette excision soit inutile; mais ce qu'il y a de certain aussi, c'est qu'elle est sans danger, et n'expose point, comme le dit M. Baudens, l'œil à des inflammations qui retardent la guérison. *On ne prive point pour toujours le malade de la faculté de mouvoir son œil en dedans*, comme M. Verrhaeghe le fait dire à Dieffenbach. Quoi qu'il en soit, je reporte ensuite le crochet en haut, en bas, et dans toutes les directions, pour savoir s'il n'est pas resté quelques fibres oubliées; 5° enfin, lorsque j'ai détruit tous les agents rétracteurs, j'enlève d'un coup de ciseau la greffe musculaire et la portion de conjonctive comprise dans les mors de la pince qui attire l'œil dans le sens opposé à sa déviation.

Ainsi, les instruments dont j'ai besoin sont :

1 élévateur de Pellier ou un élévateur quelconque,
1 abaisseur de Charrière,
2 pinces à griffes, dont une à ressort,
1 petite érigne double,
1 paire de ciseaux mousses et légèrement courbés sur le plat,
1 crochet de Dieffenbach modifié comme je l'ai indiqué ci-dessus,
1 rétracteur des paupières de M. Furnari.

Méthode de M. Jules Guérin. — Cette méthode se distingue de l'autre en ce que la division du muscle se fait sous la conjonctive. Voici en quoi elle consiste :

Faire asseoir son malade comme dans l'autre méthode, faire une ponction à la conjonctive avec un bistouri pointu, et couper le muscle avec un ténotome coudé, introduit par l'ouverture faite avec le bistouri.

Toutefois, M. Guérin n'agit pas toujours ainsi; je lui ai vu employer un procédé qui se rapproche assez du procédé ordinaire ; je l'ai vu opérer pour la première fois au mois de juillet 1840 à l'hôpital des Enfants. Il fit étendre son malade sur la table de l'amphithéâtre, accrocha la conjonctive à deux lignes de la cornée avec une petite érigne double, qu'il fit tenir à à un aide, pour attirer l'œil en dehors, saisit cette membrane tout près de la caroncule avec une pince à large mors, en disséqua un lambeau, souleva avec les pinces le muscle mis à découvert, le coupa avec des ciseaux courbes et mousses, remit ensuite en place la conjonctive disséquée, pensant par là empêcher l'air de pénétrer dans la plaie. Voici la liste des instruments qui composent sa boîte :

2 releveurs des paupières,
1 pince,
1 bistouri pointu à double tranchant courbé sur le plat pour la ponction,
2 myotomes coudés de deux grandeurs,
1 crochet mousse pour la section des obliques,
1 paire de ciseaux.

Appréciation. — Tous les procédés dont je viens de parler ont réussi, et, en général, chacun préfère celui dont il a l'habitude de se servir ; toutefois, la méthode sous conjonctivale de M. J. Guérin me paraît plus que toute autre sujette à ne pas couper toutes les fibres musculaires rétractées, et par conséquent susceptible de laisser subsister des causes de récidive.

Dans tous les autres procédés le but est le même, c'est d'attirer l'œil dans le sens opposé à la déviation, de faire saillir le muscle rétracté, de le mettre à nu et de le couper ; seulement les moyens employés pour y parvenir diffèrent un peu. L'usage des instruments aigus, érignes doubles ou simples, pour attirer l'œil dans le sens opposé au strabisme, présente l'avantage de ne faire qu'une petite piqûre à la conjonctive et de la saisir avec délicatesse; mais aussi il me paraît dangereux, en ce sens que ces instruments peuvent se détacher, soit à la suite de la déchirure de la conjonctive, soit par l'inattention ou la maladresse de l'aide, soit par les mouvements inconsidérés du patient, comme cela est arrivé une fois à M. Phillips sur un chambellan russe, déchirer la conjonctive, labourer la cornée et donner lieu à une opacité de celle-ci, comme cela est arrivé à M. Amussat en expérimentant sur un cheval. J'ai plusieurs fois rencontré des malades qui, au moment où j'allais saisir la muqueuse, faisaient des mouvements brusques des mains et de tout le corps, et jetaient tout par terre; c'est alors que cette membrane peut se décoller, se déchirer et la cornée être piquée. Avec des pinces ce danger disparaît. Néanmoins j'ai pour habitude de toucher plusieurs fois la conjonctive, pour m'assurer de son degré de sensibilité avant de fixer mes pinces dessus. D'un autre côté, il est vrai que les pinces agissent avec moins de délicatesse que les érignes, qu'elles mâchent la membrane muqueuse et la contusionnent un peu; mais il est facile d'y remédier en faisant faire leurs mors et leurs griffes très fins. Quoique M. Baudens ait dit, p. 25, que c'était sur les mâchures que venaient plus tard s'enter des granulations qui forment des excroissances, je ne me suis pas aperçu que celles qui sont survenues chez mes opérés aient été plus grosses et plus nombreuses que celles de ceux qu'on opère avec des érignes; d'ailleurs c'est sur les lèvres de l'incision que surviennent les bourgeons; il doit donc y en avoir dans tous les procédés où l'on commence par inciser la conjonctive pour découvrir le muscle, et par conséquent sur ceux de M. Baudens comme sur ceux des autres. Il est vrai encore qu'avec les pinces, le décollement de la muqueuse est très facile si on la saisit seule, et que l'infiltration dans le tissu cellulaire est très fréquente. Mais la même chose arrive quel que soit le procédé qu'on emploie, attendu que le tissu cellulaire sous-conjonctivien est très lâche, et se laisse facilement pénétrer par le sang. Au reste, cette ecchymose est sans danger, n'occasionne point d'inflammation, et le sang épanché se résorbe très facilement. D'ailleurs on peut l'éviter en saisissant le muscle en même temps que la membrane; et de plus, dans un mouvement brusque du patient on peut facilement lâcher prise; et à supposer qu'elles vinssent à toucher la cornée, elles ne la déchireraient pas.

2° Quant aux instruments tranchants, je préfère les ciseaux à extrémité mousse et légèrement courbe sur le plat, soit pour diviser la conjonctive, soit pour diviser le muscle, au couteau à cataracte de Stromeyer et à tous les autres myotomes. « Quelque habile que » soit un chirurgien, dit M. Gairal, page 49, il est » toujours dangereux de se servir en pareil cas d'un » bistouri; car un malade, qui paraît d'abord fort » docile, peut devenir fort indocile pendant l'opéra- » tion, et exposer à de graves accidents, tels que celui » de faire vider l'œil, en occasionnant la perforation » de la sclérotique par un mouvement brusque et inat- » tendu, ce qui est déjà arrivé à un chirurgien étran- » ger, etc. »

3° Il vaut mieux saisir la conjonctive et le muscle en même temps, que de saisir la conjonctive seule.

En effet, par ce moyen, on est moins exposé à un décollement de cette membrane, et il n'est pas plus difficile d'achever la division des fibres qui n'ont pas été coupées du premier coup que dans le cas où le muscle est intact.

4° Toutes les fois qu'on a assez d'aides à son service, il vaut mieux employer l'élévateur et l'abaisseur, que le rétracteur de paupières de Furnari ou de tout autre; car, pour peu que cet instrument ait trop de ressort, il cause de grandes douleurs au malade, et s'il n'en a pas assez, il n'écarte pas suffisamment les paupières. Je ne m'en sers que dans les cas où je ne peux pas faire autrement.

Preuve que l'opération est bien faite.—Quoique l'œil se soit replacé au centre de l'orbite, et quoique la couleur blanche de la sclérotique indique que le muscle est coupé, pour voir si l'opération est bien faite, j'enlève les instruments rétracteurs. Si c'est un strabisme convergent, je place l'extrémité du doigt indicateur tout près de la racine du nez, et je dis au malade de le regarder. Il ne doit pouvoir le faire que de l'œil qui n'a pas été opéré. Tant que l'œil opéré peut être ramené en dedans *en tournant sur son axe vertical*, c'est qu'il reste encore quelques fibres musculaires ou aponévrotiques qu'il faut aller chercher. Les deux muscles obliques ne peuvent jamais, lorsqu'ils agissent ensemble, faire subir au globe de l'œil un mouvement de rotation autour de son axe vertical, mais seulement un mouvement de translation en avant et en dedans. Il faut bien distinguer ces deux mouvements; le mouvement de translation est possible après la section du droit interne, mais le mouvement de rotation ne l'est plus, à moins que le droit supérieur ou le droit inférieur ne concourent ensemble ou séparément à la production du strabisme. Mais alors il y a des signes qui indiquent qu'ils sont congénères du droit interne: l'œil, par exemple, ne peut gagner seul le centre de l'orbite, ainsi que je l'ai supposé, mais seulement sous l'influence de la volonté. J'ai souvent vu des personnes croire qu'une opération était incomplète à cause de la possibilité du mouvement de translation; mais c'était une erreur, comme le prouvait le résultat consécutif. Enfin, à supposer que l'œil n'allât pas se placer spontanément au centre de l'orbite, après la division du droit interne, ce ne serait pas une raison pour croire que le droit supérieur et le droit inférieur sont ses congénères, et qu'il faut les couper. Avant d'en venir là, il faut s'assurer qu'en faisant tourner l'œil en dedans il pivote sur son axe vertical; s'il ne le peut pas, c'est que ces deux muscles ne prennent pas part à la rétraction. Et si l'œil ne peut gagner le centre de l'orbite, c'est que cela peut tenir à deux causes; la première réside dans l'affaiblissement du muscle droit externe résultant de son allongement et de son inaction long-temps prolongés qui lui ont fait perdre son ressort, et la seconde à la contraction spasmodique des deux obliques qui se manifeste quelquefois subitement sous l'influence de la douleur de l'opération. Si c'est le muscle droit externe qui est affaibli, il faut faire fermer les paupières et repousser le globe de l'œil jusqu'au centre de l'orbite avec une pyramide de boulettes de charpie placées dans son grand angle, afin de favoriser le rétablissement de l'élasticité du muscle affaibli, et d'empêcher le muscle coupé de se recoller trop près de son point d'attache primitif. On peut arriver au même but en prescrivant à l'opéré de porter fréquemment son œil en dehors. Si le redressement incomplet tient à la contraction spasmodique des deux obliques, il n'y a rien à faire, elle cesse promptement, et l'œil se redresse.

Si le strabisme est divergent, pour m'assurer que l'opération est bien faite, je place mon doigt indicateur à deux pouces de la tempe du côté opéré; c'est en vain que le malade veut le regarder: l'œil opéré reste fixe au milieu de l'orbite, tandis que l'autre œil se porte vers le nez.

§ VI. Soins à donner aux malades.

A. *Avant l'opération.* — Il n'y a aucune préparation médicale à faire subir au malade; mais il est important de faire l'examen de son regard. Cet examen consiste à rechercher l'œil dans lequel le strabisme est le plus prononcé, et ensuite le degré du strabisme.

1° *Rechercher quel est l'œil qui louche le plus.* — Cet examen est facile toutes les fois qu'il n'y a qu'un seul œil qui louche. Voici la manière d'y procéder de M. Baudens: « Après s'être bien assuré, dit-il, qu'il » n'existe aucune complication, ni cataracte, ni amau- » rose, ni taie, on se place à quatre pas de distance » du malade, bien en face de lui, on élève l'indicateur » de la main droite, on le place dans la direction du » nez, et on lui recommande de bien le fixer. Dans ce » moment l'œil dévié se dessine fortement, et l'œil sain, » fonctionnant seul, forme un contraste frappant par » sa rectitude. » (*Loc. cit.*, p. 66.)

Lorsque les deux yeux louchent, mais louchent inégalement, il est encore facile par ce moyen de reconnaître quel est celui qui louche le plus si l'on veut n'opérer qu'un seul œil.

Lorsque les deux yeux louchent pour ainsi dire autant l'un que l'autre, si l'on veut opérer les deux yeux à la fois, aucun examen n'est nécessaire; mais si l'on est imbu de l'idée que l'un des yeux louche pathologiquement, tandis que l'autre ne louche que par sympathie, et qu'on pense qu'il suffise de redresser l'œil pathologique pour que l'autre se redresse de lui-même, il faudra procéder à la recherche de l'œil malade pour l'opérer.

M. Baudens donne pour signes, « la déviation plus » grande, et la vision plus faible dans l'œil strabique. » Lorsque ces deux caractères sont bien tranchés, il » ne saurait y avoir de doute. Mais dans les cas où c'est tantôt l'œil droit et tantôt l'œil gauche qui lou- » che, *et vice versâ*, ces deux caractères deviennent à » peu près négatifs, et il faut faire examiner des objets » de couleurs et de dimensions variées à des distances » qui varient également, tantôt avec un œil, tantôt avec » l'autre. Après avoir soumis des louches à cet examen » pendant plusieurs jours de suite, nous avons tou- » jours fini par reconnaître que l'un des yeux était plus » faible que l'autre. Nous avons opéré le plus faible, » et toujours nous avons vu la loucherie sympathique » du côté opposé disparaître par cette seule opération. » (*Loc. cit.*, p. 74.) M. Baudens peut certainement passer pour une grande autorité, surtout en matière de strabisme; cependant rien ne dit que si, au lieu d'avoir cherché si minutieusement l'œil le plus strabique, on eût simplement opéré l'un des deux au hasard, l'autre ne serait pas revenu à la rectitude.

On a encore donné comme signe la dilatation de la pupille, mais ce signe n'est pas constant. M. Baudens pense que le signe le plus certain est la faiblesse de la vue. « Pour constater cet état, dit-il, nous séparons la face en deux parties en plaçant sur la ligne » médiane une cloison; puis faisant alternativement » lire d'un côté et de l'autre, au grand étonnement » des louches, qui souvent ignorent qu'ils ont la vue » faible d'un côté, on ne tarde pas à découvrir ce côté » faible.

» Pendant ces épreuves il faut laisser les yeux ouverts sans baisser la paupière de l'un des deux, sans » quoi on amènerait le redressement de l'œil strabique, et les épreuves n'auraient plus la même portée. » (*Loc. cit.*, p. 75).

2° *Rechercher le degré du strabisme.* — On ne peut prédire au juste d'avance si un strabisme est produit par la rétraction d'un seul ou de plusieurs muscles, on ne peut avoir à cet égard que des présomptions; il n'y a pas de signe bien certain, la pratique en cela est le meilleur guide. M. Baudens dit, p. 75 : « Recommandez au louche, si son strabisme » est convergent, de porter le plus possible l'œil en » dehors, et en dedans au contraire s'il est divergent. » Pendant les épreuves, si le globe de l'œil se porte » avec aisance et sans effort dans les angles orbitaires, » le cas est simple, et vous avez gros à parier que la » section entière et simple du muscle droit interne ou » droit externe amènera un redressement absolu.

» Quand au contraire le globe oculaire strabique ne » peut être délouché que fort incomplétement et qu'après de grands efforts, vous avez gros à parier que la » section des muscles internes ou externes sera insuffisante, et n'amènera qu'une légère amélioration. »

Ainsi, comme on le voit, il n'y a rien d'absolu dans

ce que dit M. Baudens, et en effet c'est que dans certains cas le strabisme est tellement fort, qu'on peut croire qu'on aura plusieurs muscles à couper, tandis que la section d'un seul suffira, comme cela m'est arrivé à Libourne chez le fils du capitaine Durey Longa, chez lequel j'annonçai qu'il faudrait probablement couper le droit interne, le droit supérieur et peut être le grand oblique, parce que l'œil fortement tourné en dedans était en même temps saillant et tiré en haut. La section du droit interne suffit pour amener un succès complet et durable; il en fut de même chez M. Eugène Burgade, dont l'œil était pour ainsi dire fixé dans l'angle interne des paupières. Chez ces deux personnes le strabisme était compliqué d'une myopie considérable, qui disparut par la division pure et simple du droit interne.

Pour moi, voici ma méthode: si le strabisme est convergent et si l'œil a pivoté sur son axe vertical, je commence par couper le droit interne; puis, si l'œil n'est pas redressé complétement, j'examine si quelques unes des fibres du muscle coupé n'auraient pas échappé à mon crochet. Il suffit en effet qu'un faiceau de moins d'un demi-millimètre ait été oublié pour qu'il y ait récidive; si je n'en trouve pas, je vois si l'œil se porte en haut et en dedans et s'il pivote sur l'axe oblique qui va de dedans en dehors et de bas en haut. Lorsque je fais regarder la racine du nez, c'est pour moi le signe que le droit supérieur est congénère du droit interne, et je le coupe; c'est le droit inférieur que je coupe si l'œil se porte en bas et en dedans; enfin je les coupe tous deux lorsque l'œil peut se porter en dedans en tournant sur son axe vertical sans aller en même temps en haut ou en bas. Si après la division de ces trois muscles, le redressement n'est pas complet, ce qui est très rare, je divise le grand oblique si l'œil se porte en dedans et en haut sans tourner sur son axe vertical; quelquefois même alors la division du petit oblique est indiquée, si, après celle du grand, l'œil se porte en dehors en subissant un mouvement de rotation de dedans en dehors. Toutefois je crois qu'en pareil cas on pourra souvent se dispenser de couper le grand ou le petit oblique, ou de les diviser tous les deux, non pas parce qu'il est à craindre que leur puissance soit complétement anéantie d'après la manière dont ils s'attachent à l'œil, mais parce que j'ai cru remarquer qu'ils devenaient le siége d'une contraction spasmodique temporaire causée par la douleur de l'opération. Cette contraction cesse le surlendemain ou le troisième jour, et l'œil se trouve replacé de lui-même au centre de l'orbite. C'est ainsi que les choses se sont passées chez M. Eugène Burgade, dont j'ai déjà parlé.

B. *Pendant l'opération.* — Il s'écoule ordinairement peu de sang; néanmoins, il s'en écoule encore assez pour qu'il faille l'éponger, parce qu'autrement il empêcherait l'opérateur de voir ce qu'il fait. On se sert à cet effet d'une éponge ordinaire taillée en forme de cône, ou mieux, de petits morceaux d'éponge fixés sur une pince. Il faut toujours en avoir plusieurs morceaux.

C. *Après l'opération.* — Il faut laver l'œil avec de l'eau fraîche, en enlever les caillots sanguins; puis, lorsque le malade s'est un peu reposé, on examine si l'œil ne peut pas se porter dans le sens de sa déviation première; s'il le peut, on procède de nouveau à la recherche des fibres oubliées ou des muscles rétracteurs: on les coupe. Lorsque l'opération est définitivement terminée et que l'œil est nettoyé, j'ai pour habitude d'injecter doucement avec une petite seringue 40 à 60 grammes d'eau fraîche légèrement aluminée dans la plaie. De cette façon, les vaisseaux capillaires se crispent, et le sang s'arrête promptement. J'essuie l'œil, j'applique au-devant des paupières fermées une compresse imbibée du même liquide, et je prescris de la renouveler tous les quarts d'heure ou toutes les demi-heures le premier jour. Je répète les mêmes injections pendant cinq à six jours, quelquefois pendant trois ou quatre seulement, sur mes malades, que je fais venir tous les jours. A dater du lendemain, je ne fais plus renouveler les compresses que toutes les heures, puis toutes les deux heures, et ordinairement après le sixième ou le huitième jour, ils peuvent enlever leur bandeau et exposer impunément l'œil opéré à la lumière. Quelques uns cependant prennent des lunettes bleues ou vertes garnies de taffetas de même couleur, mais la plupart s'en dispensent.

§ VII. Suites de l'opération.

Elles sont pour ainsi dire toujours fort bénignes : 1° c'est un peu d'infiltration sanguine dans le tissu cellulaire lâche qui unit la conjonctive à la sclérotique, infiltration qui détermine un peu de rougeur, un peu d'ecchymose qui se dissipe en quinze ou vingt jours; 2° c'est une inflammation toujours excessivement légère et très circonscrite. Sur des milliers d'opérations qui ont été faites maintenant, c'est à peine si on en compte quelques unes, une dizaine peut-être, où l'on ait été obligé de combattre des accidents inflammatoires graves. M. Verhaeghe, *Mémoire sur le strabisme*, pag. 50, cite deux cas où l'œil a été perdu; l'un a eu beaucoup de retentissement, parce qu'il a eu pour sujet une dame titrée de Berlin. Pour moi, sur cent dix-sept cas, parmi lesquels quelques uns, tels que le nommé Jacques Dupoux, de Bordeaux, M. Garcin de Bayonne, M. E. Burgade de Libourne, mademoiselle Jenny Bertrand, mademoiselle Charles, M. de Bourgon, la servante de M. Poupelet, M. Alusse fils, d'Angoulême, etc., ont nécessité des divisions étendues et profondes, je n'en ai jamais vu survenir qui ait pu me causer la moindre inquiétude. Cela tiendrait-il au mode opératoire que j'ai employé et aux soins que j'ai donnés à mes malades? c'est possible. Cependant il est juste de remarquer que des chirurgiens qui ont employé des procédés tout différents et qui n'ont donné aucun soin à leurs malades n'ont pas eu d'accident grave à déplorer. Toutefois, comme il est dans les choses possibles qu'il en survienne, je crois qu'il est prudent de se tenir sur ses gardes et de les combattre aussitôt qu'ils se manifestent par les moyens appropriés. 3° Quant à l'hémorrhagie, il n'y en a point. Toutefois, on en a observé un cas fort grave en Angleterre à la suite de la division du droit interne. L'auteur, M. S. Have, rapporte que l'hémorrhagie fut si abondante qu'on ne put sauver l'enfant qu'en opérant la transfusion. Que répondre à cela? si ce n'est qu'il y a des constitutions éminemment hémorrhagiques chez lesquelles la moindre piqûre produit des écoulements sanguins qui peuvent être mortels. 4° J'ai vu survenir chez un seul de mes opérés une névralgie siégeant dans le nerf frontal. Cet opéré est M. Joseph de Bourgon, d'Angoulême; il était atteint d'un strabisme divergent. Pour redresser l'œil droit, il me fallut couper le droit externe, le droit supérieur et le droit inférieur. J'attribue cet accident à la compression du nerf au moment où il s'engage dans le trou sus-orbitaire par l'élévateur, car le malade se plaignait d'une douleur qui partait surtout de ce point, et qui allait en s'irradiant dans les filets du nerf frontal. Cet accident tient-il à une conformation particulière de la voûte orbitaire, ou bien à un volume anormal de cette branche nerveuse, volume qui l'aurait rendue plus saillante qu'elle ne l'est dans l'état ordinaire? c'est ce que je ne saurais dire; toujours est-il que, pendant l'opération, le malade se plaignit plusieurs fois qu'il souffrait vivement, disant que ce n'était pas dans l'endroit où je coupais, mais dans le point où portait l'élévateur. Mais je fis peu d'attention à ses plaintes, préoccupé que j'étais de redresser son œil. On peut considérer cet accident comme une exception.

5° *Granulation, bourgeon charnu.* — « Au bout » de quinze jours, dit M. Baudens, il reste quelquefois » dans le lieu correspondant à la cicatrice, une gra» nulation rouge de la grosseur d'un grain de groseille. » Quand elle ne se flétrit pas spontanément, nous l'en» levons d'un coup de ciseaux, et le plus souvent sans » recourir à l'érigne.

» On a prétendu qu'en se resserrant, cette granulation » formait une cicatrice coarctée, et que cette cicatrice » amenait infailliblement des récidives, si on ne se » hâtait de couper de bonne heure le bourgeon; cette » crainte nous a engagé à couper la granulation au bout » de quelques jours de développement. Cette petite opé» ration nous a présenté des difficultés, d'une part

» parce que la base était large, peu proéminente, et de » l'autre parce que, se laissant aisément déchirer sous » l'érigne, il était difficile de la fixer.

» Depuis que nous avons renoncé à cette pratique, » nous attendons que le bourgeon soit rétréci à sa » base, qu'il présente un véritable collet ou pédicule, » et d'un coup de ciseaux porté sur ce dernier, nous » l'enlevons avec une facilité et une rapidité très grande » sans être exposé à voir surgir de nouveaux bour- » geons comme cela a lieu quand on le coupe trop tôt. » (*Loc. cit.* p. 51). » Je partage complétement la manière de voir de M. Baudens; avant de connaître son mémoire j'agissais de la même manière, et je ne me suis jamais aperçu que cette pratique ait été suivie de récidives plus fréquentes que toute autre, souvent même je n'ai rien fait, et le bourgeon s'est détaché tout seul.

6° *Que devient le muscle coupé?* — La question n'est pas encore bien résolue; cela tient à ce qu'on ne meurt jamais de cette opération, et à ce que se pratiquant depuis fort peu de temps, on a eu encore peu d'occasions d'étudier l'anatomie pathologique d'un œil qui a été opéré du strabisme quelques mois ou quelques années auparavant.

Toutefois on en trouve un cas publié par M. Hewet (*London medical gazet*, janvier 1841). Le voici :

Georges Clarke, trente ans, entré à l'hôpital Saint-Georges division Babington, 11 novembre 1840, pour se faire traiter d'ulcère à la jambe, portait aussi un strabisme divergent à l'œil gauche, avec déviation très considérable.

Division du muscle droit externe le 1er décembre; au moment de l'opération succès complet, mais une réaction inflammatoire a reproduit le strabisme à un degré beaucoup moindre après la guérison, néanmoins c'est à peine si l'on peut s'apercevoir qu'il y a de la différence entre la direction des deux yeux. Bref, le malade succombe à une pneumonie le 1er janvier 1841, juste un mois après l'opération.

Autopsie. — L'œil opéré a été soigneusement disséqué, le muscle droit externe est complétement divisé à l'endroit où il commençait à devenir tendineux. La partie charnue s'était rétractée à environ trois quarts de pouce en arrière, mais est restée toujours attachée au globe de l'œil à l'aide d'une forte bande de tissu cellulaire. Cette bande offre trois lignes environ de largeur et six lignes de longueur, et est attachée au globe oculaire à deux lignes environ derrière l'insertion primitive du muscle; sa force est telle qu'elle peut être tirée sans se déchirer.

Il n'est point douteux que cette bande ne fût formée de tissu cellulaire flasque, qui unit naturellement le muscle au globe de l'œil, et qu'elle n'ait pris cette forme allongée que par la rétraction du muscle, et n'ait été condensée que par l'infiltration.

La pièce pathologique a été déposée au musée de l'hôpital.

Cette observation est venue confirmer à peu près les idées préconçues à ce sujet; car avant de connaître, ou plutôt d'avoir étudié convenablement les aponévroses de l'œil que j'ai appelées tarso et scléro-musculaires, on pensait que le muscle ou les muscles coupés se rétractaient dans le fond de l'orbite, et se cicatrisaient dans de nouveaux rapports avec la sclérotique. Telle était l'opinion de Dieffenbach lui-même comme on le voit à la page 49 de la brochure de M. Verhaeghe.

Quant à lui, il pense qu'il arrive au muscle coupé ce qu'on voit survenir après toute section de muscle ou de tendon dans d'autres parties du corps. Stromeyer ayant remarqué des cas de pied-équin très prononcé où les muscles du mollet avaient été rétractés de plusieurs pouces, et où la substance intermédiaire n'avait que quelques lignes de longueur après la guérison, en conclut que la section produit sur le muscle non seulement une action mécanique, mais encore un effet dynamique, et que par une interruption momentanée dans ses fonctions, l'excès de sa contractilité est affaibli.

Voici ce que dit M. Baudens qui a eu l'occasion de réopérer un individu vingt jours après la première opération : « Un jeune homme porteur d'un strabisme convergent fixe et très prononcé, qui nécessita la division du muscle droit interne grand oblique, droit supérieur et d'une partie du droit inférieur pour que l'œil pût gagner le centre de l'orbite, eut une récidive. Le muscle droit inférieur qui n'avait pas été coupé en entier se souda rapidement et entraîna l'œil en bas et en dedans.

» Vingt jours plus tard nous coupâmes en entier le muscle droit inférieur, et l'œil se porta en haut ; alors nous divisâmes l'attache du muscle droit supérieur, et *nous remarquâmes que cette greffe était placée sur un point plus reculé que dans l'état normal*, etc. Dans ce cas il n'est pas douteux que le muscle, qui avait été divisé, avait pris sur le globe oculaire une forte insertion dans le voisinage du nerf optique, ses fibres ne s'étaient point allongées comme on pense que cela a lieu ordinairement pour se réunir, et s'enter sur l'ancienne greffe oculaire. Tous les cas ressem-

» blent-ils à ce dernier? nous le pensons à moins que le » muscle n'ait été coupé totalement. (*Loc. cit.* p. 54.)»

Mademoiselle Jenny Bertrand, dont j'ai déjà parlé, n'ayant gagné qu'un demi-succès par une première opération, fut réopérée quinze jours après. Le droit interne que j'avais coupé en totalité la première fois avec une partie du droit supérieur et du droit inférieur, avait été se greffer plus en arrière, tandis que les deux derniers avaient repris leur place.

Mademoiselle Charles, qui avait un strabisme divergent pour lequel je coupai trois muscles droits, ayant eu une récidive, me présenta la même chose lorsque je la réopérai quinze jours après.

§ VIII. Résultats immédiats de l'opération.

L'opération bien faite a pour résultat immédiat, 1° de redresser l'œil opéré, ou de le ramener au centre de l'orbite; 2° d'améliorer la vue. Ainsi, lorsque la myopie ou un affaiblissement simple, plus ou moins considérable de la vue, compliquent le strabisme, ils sont souvent détruits, soit par la division des muscles droits, soit par celle des muscles obliques, et l'œil, qui souvent ne servait plus à rien, recouvre promptement toute sa puissance d'optique. Parmi les observations que j'ai recueillies sur l'affaiblissement de la vue dans l'œil strabique, il y en a une fort remarquable sous ce rapport. « Le fils du capitaine Duray Longa, » de Libourne, jeune homme de quatorze ans, était » strabique de l'œil droit, au point qu'il ne pouvait ni » lire ni écrire avec; il visait très juste, avec un fusil, » sans le fermer; c'était en un mot un œil tout-à- » fait inutile. Il faut noter qu'il était aussi atteint » d'une ptérygion. Eh bien! à peine le muscle droit

» interne fut-il coupé, que l'œil se redressa complétement, et que l'enfant s'écria tout joyeuxt : Ah! je vous » vois, messieurs, je vous vois! Combien mon père » sera content! »

Vue double après l'opération. — Ce jeune homme vit double pendant quelques jours après l'opération. Ce phénomène, qui ne dura chez lui que cinq à six jours, se remarque assez fréquemment après l'opération du strabisme; on l'a attribué à diverses causes que je ne rappellerai pas ici, parce que j'en ai déjà parlé à l'article *Diplopie* avant l'opération, p. 14. J'ai dit alors que la diplopie existait dans les commencements du strabisme, et disparaissait à mesure qu'il faisait des progrès ; j'ai tracé une figure géométrique pour aider la démonstration. Cette même figure peut servir à démontrer pourquoi la vue double existe après l'opération. La personne habituée à ne voir que d'un œil *B*, se trou vant tout-à-coup capable de voir des deux yeux *A* et *B*, ne peut accommoder leurs axes de manière qu'ils aillent converger juste sur l'objet *O*; tantôt ils convergent en-deçà en *c*, par exemple, tantôt ils convergent au-delà en *I*, mais toujours de façon que l'objet se trouve dans le champ de la vision de l'œil opéré, ainsi chaque œil voit l'objet pour son compte, et par conséquent il paraît double. Mais par suite d'une habitude qui s'acquiert en peu de jours, dix, quinze ou vingt au plus, les deux axes vont converger vers le même point, et la diplopie cesse.

On peut, du reste, produire artificiellement ce phénomène en pressant légèrement un des yeux, soit en dedans, soit en dehors avec le doigt indicateur.

Agrandissement de l'ouverture palpébrale. — On trouve dans la *Gazette des hôpitaux* du 23 mars 1841 un article dans lequel on attribue cet agrandissement qui a été remarqué par tous les opérateurs, à la section de l'aponévrose attachée à la paupière inférieure et qui la soutient. « Cette aponévrose, dit l'auteur, est » coupée lorsqu'on incise la conjonctive au-dessous » du muscle droit interne et lorsqu'on dissèque ce » dernier à sa partie inférieure ; alors on détache, non » seulement le muscle, mais encore les tissus qui l'en- » veloppent, et c'est pendant cette dissection que l'on » détruit les adhérences de cette aponévrose ; la pau- » pière inférieure est alors privée d'un soutien, et elle » fléchit plus ou moins fortement. »

Je ne crois pas que la cause indiquée dans cet article par M. Phillips soit la véritable, car d'abord l'ouverture des paupières est toujours agrandie quel que soit le muscle que l'on coupe, le droit supérieur, par exemple ; or, dans ce cas on n'a pas pu détruire les attaches aponévrotiques de la paupière inférieure ; c'est de l'aponévrose qui va se fixer aux cartilages tarses, je suppose, dont on a voulu parler. Or, ses attaches ne sont jamais coupées dans la section des muscles, et bien plus, si elles l'étaient, l'ouverture des paupières ne serait pas autant agrandie ; ce n'est que le feuillet aponévrotique qui environne le globe de l'œil, celui que j'ai appelé scléro-musculaire, qui est coupé.

Quelle est donc la cause de l'agrandissement de la fente palpébrale ? Elle est due d'abord à la proéminence du globe de l'œil, qui a toujours lieu après la section de l'une ou de plusieurs des cordes qui le retiennent en arrière. En second lieu, l'aponévrose tarso-musculaire n'ayant plus qu'une attache fixe dans le fond de l'orbite, et une mobile aux paupières, lorsque le muscle coupé se retirera en arrière sur lui-même, l'aponévrose sera entraînée par lui, ainsi que les voiles mobiles auxquels elle s'attache. J'ai remarqué que ce phénomène commençait souvent à se manifester dès que la conjonctive était divisée, ce qui est facile à expliquer, puisque je divise toujours une portion du muscle en même temps que la muqueuse.

M. Phillips a proposé, dans le but d'y remédier, de faire un pli transversal à la conjonctive au niveau du bord inférieur du muscle droit interne, et de le couper avec des ciseaux; mais, ainsi que je viens de le dire, ce moyen ne pourrait offrir en apparence quelque avantage qu'en comprenant en même temps une portion du muscle dans la section.

Au reste, il serait parfaitement inutile de se préoccuper par trop de cet agrandissement de l'ouverture des paupières de l'œil opéré, car il diminue beaucoup avec le temps lorsque le muscle coupé s'est recollé. J'ai vu des personnes opérées par moi chez lesquelles il était très manifeste pendant les premiers jours qui succédaient à l'opération, et chez lesquelles il a fini par devenir presque insensible.

L'exophthalmie ne se montrant d'une manière bien manifeste que dans les cas où l'on a été obligé de diviser plusieurs muscles, j'en parlerai plus loin, ainsi que des moyens d'y remédier.

§ IX. Résultats consécutifs.

Lorsque l'opération a été bien faite, la guérison est la règle, et la récidive l'exception.

§ X. Récidives.

Les récidives sont rares, quoi qu'on en ait dit, et

n'arrivent guère que dans les cas où l'opération a été faite incomplétement, soit qu'on ait oublié quelques fibres du muscle rétracteur, et l'on sait qu'il suffit d'en laisser le moindre faisceau (gros comme un cheveu, dit M. Baudens), soit qu'on n'ait coupé que le tiers ou les deux tiers des muscles congénères. En effet, ces muscles se regreffant dans leurs lieu et place primitifs, l'œil se dévie de nouveau, moins qu'il l'était avant l'opération, mais assez pour qu'on soit obligé de rediviser ces muscles en totalité. L'opération faite dans des cas où il y a contre-indication, sera aussi suivie de récidive. On a encore attribué le retour du strabisme à un débridement trop peu étendu de l'aponévrose scléro-musculaire; il est de fait que chez certains strabiques, les muscles droits à leur attache antérieure sont tellement épanouis, qu'ils sont pour ainsi dire disposés autour du globe oculaire comme une tête dans un bonnet, et que la division qui suffit pour le redressement immédiat ne suffit plus pour que le redressement se maintienne. Peut-être est-ce un de ces cas où il faudrait établir une division continue dans plus de la demi-circonférence du globe, soit en dedans, soit en dehors, suivant l'espèce de strabisme.

On a dit, et on répète chaque jour que des récidives peuvent se manifester deux mois, trois mois, et même six mois après l'opération. Pour moi qui en ai vu survenir trois sur les cent dix-sept opérations que j'ai faites, je les ai vues survenir dans les quinze ou vingt jours qui ont succédé à l'opération. La première a eu lieu chez mademoiselle Charles Justine, blanchisseuse à Angoulême. Elle était atteinte d'un strabisme divergent. Pour obtenir le redressement complet, il fallut couper le droit externe, le droit supérieur et le droit inférieur de l'œil gauche. Dans la crainte de voir le strabisme divergent devenir convergent, crainte assez chimérique du reste, je ne coupai qu'un peu plus de la moitié de la largeur des deux derniers. L'opération avait eu lieu le 29 mai; le 12 juin le strabisme divergent était revenu. Lorsque je fis l'opération, je coupai en totalité les trois muscles droits externe supérieur et inférieur; l'œil se plaça au centre de l'orbite: il y eut un peu d'exophthalmie qui s'est dissipée promptement, et depuis la rectitude de l'œil s'est bien maintenue. Ce cas et beaucoup d'autres arrivés dans la pratique de confrères m'ont appris que faire une division incomplète d'un muscle, bien que l'œil soit replacé au centre de l'orbite, était le plus sûr moyen d'avoir une récidive.

La deuxième a eu lieu chez l'enfant de M. Alasse, d'Angoulême, dont j'ai déjà parlé à l'article *Strabisme par paralysie*, et s'est manifestée quinze jours après l'opération. Mais j'ai fait observer aussi que cet enfant avait des paupières largement fendues, des yeux très forts et des muscles très larges à leur extrémité antérieure, et que peut-être j'aurais dû couper en même temps les muscles droits supérieur et inférieur. La troisième est survenue chez Claude Pauloin, âgé de quinze ans, fils d'un serrurier d'Angoulême. Il portait un strabisme convergent très fort de l'œil droit. La division du droit interne ne ramena pas entièrement l'œil au centre de l'orbite; l'opération eut lieu le 31 mai, et le 11 juin il était déjà beaucoup moins droit. Il est probable que chez ce jeune garçon le droit supérieur et le droit inférieur sont congénères du droit interne, et qu'il faudra les couper dans une seconde opération si l'on veut obtenir la guérison complète. Il est à noter qu'il a deux sœurs qui étaient strabiques comme lui, sans que leur père et leur mère soient atteints de cette affection, et que chez ces deux jeunes filles l'opération a parfaitement réussi.

§ XI. Examen de diverses questions.

A. *Lorsque les deux yeux sont louches, faut-il les opérer en même temps, c'est-à-dire dans la même séance?* —Voici l'opinion de M. Phillips à ce sujet: « Quel que » soit le degré de déviation, il est souvent presque im- » possible de déterminer si le sujet louche des deux » yeux ou d'un seul œil. C'est seulement après la pre- » mière opération, lorsqu'on a délouché un œil, que » l'on s'aperçoit que l'autre n'est pas placé régulière- » ment. *Dans ce cas, il ne faut pas remettre à un autre* » *moment la seconde opération; il faut de suite après la* » *première entreprendre l'autre œil.* L'inflammation n'est » pas plus redoutable après deux opérations qu'après » une seule; et si l'on tarde, il est rare que les malades » se soumettent de nouveau au scalpel de l'opérateur. » *Loc. cit.*, p. 74.) »

M. Baudens soutient la thèse opposée. « Jusqu'à ce » jour, dit-il, nous n'avons jamais suivi le conseil de » M. Phillips, et à mesure que le cercle de notre pra- » tique s'agrandit et vient fortifier notre expérience, » loin de nous en rapprocher, nous n'en éprouvons que » plus d'éloignement. Sur sept personnes atteintes de » strabisme convergent double très prononcé, six ont » éprouvé graduellement de l'amélioration du côté » opposé à l'opération, celle-ci ayant eu un succès » complet du côté soumis à la main de l'opérateur.

» Le jeune Duladour, opéré il y a un mois, en est un » exemple frappant. Cet enfant louchait si fort des » deux yeux, que la moitié des prunelles se dérobait » sous l'angle interne des paupières. Chez lui comme » chez les cinq autres, l'amélioration instantanée de » l'œil non opéré a fait de sensibles progrès de jour » en jour, au point qu'il est difficile, même avec une » attention soutenue, de trouver trace de strabisme » d'un côté comme de l'autre. Toutefois, chez deux » d'entre eux, il reste un faux trait, mais si léger, qu'il » y aurait folie à faire une deuxième opération. Le » faux trait n'a d'ailleurs rien de disgracieux; loin de » là, on sait que les anciens le considéraient comme » un agrément; le faux trait donne au regard quelque » chose de tendre et de voluptueux : c'est ainsi qu'on » représente la Struba-Vénus.

» Le septième opéré louchait aussi des deux yeux, » mais n'ayant obtenu de rectitude que du côté opéré, » nous avons procédé plus tard à la deuxième épreuve: » il paraît que nous avions affaire à un muscle ré- » tracté.

» A ce compte, il résulte que six sur sept ont pro- » fité des avantages de la temporisation, dont nous » nous sommes fait une loi en pareille circonstance.

» Le précepte de M. Phillips est donc trop absolu: » il faut nécessairement établir une distinction dans la » variété et le degré d'intensité du strabisme. Nous » croyons qu'en thèse générale, quand les yeux peuvent » se mouvoir en dehors avec aisance, lorsque la paupière » opposée est masquée par un bandeau, il ne faut opé- » rer que l'œil le plus affecté de déviation et d'affai- » blissement de la vue, tandis que dans le cas contraire » quand les yeux strabiques peuvent à peine se re-

» placer au centre du globe oculaire, il faudra proba» blement plus tard opérer le second œil, parce que la » corde est trop rétractée et qu'il faut la couper. (*Loc.* » *cit.*, p. 52.) »

Je partage entièrement l'opinion de M. Baudens comme étant celle que la pratique enseigne à suivre. Sur cent dix-sept opérations, je ne me suis vu qu'une seule fois dans la nécessité d'opérer les deux yeux; et cependant j'ai rencontré plusieurs fois des strabismes doubles très prononcés, et entre autres je puis citer M. Thomas de Nully, âgé de quatorze ans, demeurant à Gradignan, près Bordeaux; puis le nommé Jacques Dupon, maçon, demeurant à Bordeaux, rue Saint-Jean-Saint-Seurin, n° 9. J'ai revu M. Nully à Libourne cinq semaines après l'opération : les deux yeux étaient alors si bien replacés dans leur direction naturelle, qu'on ne se fût jamais douté qu'il avait été louche des deux yeux.

La personne dont j'ai opéré les deux yeux est mademoiselle Jenny Bertrand, d'Angoulême : il fallut lui couper les droits interne, supérieur, inférieur et grand oblique pour lui redresser l'œil droit. Voyant que l'œil gauche pouvait à peine se porter au centre de l'orbite, même avec de grands efforts, je me décidai le lendemain à lui couper le droit interne, espérant que cela suffirait. Mais il paraît qu'il ne s'est pas complétement redressé, car voici ce que m'écrit M. le docteur Gigon dans une lettre du 4 juillet : « Made» moiselle Bertrand a l'œil gauche encore un peu » oblique; mais l'œil droit, qui était si horriblement » difforme, est dans sa position naturelle. »

B. *Age auquel on doit opérer.* — On s'est demandé s'il convenait d'opérer les très jeunes enfants, ou s'il ne vaudrait pas mieux attendre qu'ils eussent atteint un âge où ils sont capables de raisonner. Les uns considérant que les jeunes enfants sont très indociles, et que le strabisme disparaît quelquefois spontanément vers l'âge de douze à quinze ans, ne veulent pas qu'on opère avant cet âge : tel est l'avis de M. Crommelinck (*Mém. sur le Strab. spas.*, juin 1840). M. Paul Guersant ayant éprouvé de grandes difficultés sur un enfant de cinq ans et demi, annonce qu'il ne la pratiquera plus avant l'âge de dix ans ; M. Mojon a adressé une lettre à la Société médicale d'émulation, dans laquelle il combat l'opération de la ténotomie oculaire chez les enfants affectés de strabisme, parce qu'il a souvent eu l'occasion de voir cette affection disparaître à l'âge de la puberté. M. Roguetta partage la même opinion.

Pour moi, je l'ai pratiquée sur deux enfants de cinq ans, l'un, nommé Paul Panard, de Bordeaux, et l'autre d'Angoulême, nommé Hippolyte Bocquiault, et enfin sur un troisième, âgé de neuf ans, appelé Joseph Debordes de Chabannais ; chez tous les trois l'opération a très bien réussi. Les deux enfants de cinq ans ont été fort dociles, celui de neuf a présenté de grandes difficultés par ses mouvements désordonnés et par le grand nombre de muscles qu'il a fallu couper. Je puis dire que j'ai rencontré souvent des adultes plus indociles que des enfants ; d'ailleurs, si l'on ne redoutait que leur indocilité, qui empêcherait de les garrotter dans un sac, comme on le fait pour les enfants qu'on veut opérer de la cataracte congénitale ? Espère-t-on que le strabisme disparaîtra avec l'âge ? Cela arrivera sans doute quelquefois, mais il faut peu compter sur la guérison spontanée des rétractions musculaires, et comme l'opération n'est pas dangereuse, je suis d'avis d'opérer vers l'âge de trois ou quatre ans, ou après la fin de la première dentition, parce que pendant cette période de la vie les convulsions sont très fréquentes, et comme elles causent souvent le strabisme, si l'on opérait avant, la maladie pourrait reparaître sous l'influence d'une attaque convulsive.

C. *Causes des difficultés que peut présenter l'opération du strabisme.* — Cette opération peut être rendue très difficile : 1° par l'extrême indocilité des malades ; 2° par la petitesse de l'ouverture des paupières et l'enfoncement du globe de l'œil dans l'orbite ; 3° par la grande largeur du muscle à couper et par le nombre des agents rétracteurs ; 4° par l'âge des malades. J'ai remarqué à ce sujet qu'en général l'opération était assez facile sur les sujets âgés de moins vingt-cinq ans ; que, de vingt à quarante-cinq ans, elle présentait souvent de grandes difficultés, et qu'après cinquante ans elle redevenait facile. J'ai en effet été presque toujours obligé de couper plusieurs muscles sur la plupart des adultes, hommes ou femmes ; tels sont MM. Jacques Dupoux, Garcin, Burgade, et mesdemoiselles Jenny Bertrand, Charles, etc., qui tous avaient près de trente ans ou trente ans passés, et étaient atteints de strabismes congénitaux. Faut-il attribuer les difficultés du strabisme chez ces sujets à la force de leur système musculaire, ou bien à l'ancienneté de leur maladie, ou bien à ces deux causes en même temps?

§ XII. Division des autres muscles de l'œil.

Dans la description des divers procédés je ne me suis occupé que de leur application au strabisme interne ;

je vais actuellement indiquer la manière d'agir dans les cas où l'on aurait à couper les autres muscles.

a. *Division du muscle droit externe.* — Le malade étant placé comme pour la division du droit interne, et les paupières étant écartées comme d'habitude, on fera fermer l'œil sain, et l'on recommandera au strabique de regarder le plus possible en dedans. On saisira avec une pince à griffes la conjonctive et le muscle droit externe le plus loin possible de la cornée, à deux ou trois lignes, par exemple, au niveau de l'extrémité externe du diamètre transverse. On placera une autre pince à griffes un peu plus en dehors, et on la donnera à tenir à un aide si l'on agit sur l'œil gauche; ce sera au contraire la plus voisine de la cornée qu'il faudra lui faire tenir si l'on opère sur l'œil droit, afin de pouvoir agir toujours avec la main droite. Alors on divisera la bride comprise entre les deux pinces d'un coup de ciseau, une partie du muscle sera coupée en même temps; il ne restera plus qu'à rechercher avec mon crochet les fibres restées intactes, et à faire la contre-épreuve que je fais ordinairement, et qui consiste, lorsque l'œil est replacé au centre de l'orbite, à tâcher de le faire regarder en dehors.

b. *Division du droit supérieur.* — Si l'on avait déjà coupé le muscle droit interne et qu'il fallût couper le droit supérieur comme congénère, il suffirait d'agrandir l'ouverture de la conjonctive par en haut; mais s'il fallait couper le droit supérieur de prime abord, on placerait la première pince à griffes à deux lignes de la cornée, au niveau de l'extrémité supérieure du diamètre vertical, on attirerait l'œil en bas; on en placerait une autre un peu plus haut, et l'on diviserait la bride comprise entre les deux pinces; le muscle, toujours compris dans les mors de la pince la plus voisine de la cornée, serait encore divisé en partie du même coup.

c. *Division du droit inférieur.* — C'est exactement la même répétition que pour le droit supérieur, excepté qu'on place la première pince au niveau de l'extrémité inférieure du diamètre vertical, et qu'on attire l'œil en haut.

d. *Division du grand oblique.* — M. Phillips prétend que la division du trochléaris est une opération difficile à exécuter (*loc. cit.*, p. 89).

M. Baudens au contraire prétend que rien n'est plus facile (*loc. cit.*, p. 79). Entre ces deux opinions entièrement opposées, il faut prendre le milieu. Il est vrai que l'opération n'est pas difficile lorsqu'on a préalablement divisé le muscle droit supérieur, comme le dit M. Baudens, mais elle est difficile lorsqu'on veut couper le grand oblique sans couper le droit supérieur.

Bien que je ne sache pas que le grand oblique ait été coupé sans que le droit interne ait été préalablement divisé, comme il pourrait arriver qu'on voulût le trancher dans le but de guérir la myopie, voici comment il faudrait s'y prendre. On ouvrirait la conjonctive par le procédé ordinaire, dans l'étendue de cinq à six lignes, entre le droit supérieur et le droit interne; on accrocherait la sclérotique avec la petite érigne double à travers cette ouverture, et l'on attirerait l'œil en bas et en dehors; alors il serait facile d'apercevoir le tendon du muscle grand oblique qui s'insinue sous le droit supérieur, de l'isoler avec le crochet mousse, et de le couper avec les ciseaux.

Procédé de M. Gairal. — M. Gairal a proposé de détacher la poulie cartilagineuse sans couper le grand oblique. Au lieu de faire écarter les paupières, il les fait fermer et tirer en dehors, comme pour l'opération de la fistule lacrymale. L'opérateur enfonce un petit bistouri droit à deux tranchants droit devant lui, en partant de la racine du nez pour labourer la paroi supérieure de l'orbite au point où elle se réunit à la paroi interne de cette cavité, et après avoir pénétré à quelques lignes de profondeur en traversant les paupières, il arrive sur la poulie, qu'il divise par de légers mouvements de bas en haut et de haut en bas, et l'opération est terminée. Ce procédé n'a été exécuté que sur le cadavre.

e. *Division du muscle petit oblique.* — On peut couper ce muscle pour guérir la myopie; il existe deux procédés.

Premier procédé ou procédé ordinaire. — Il consiste à ouvrir la conjonctive entre le droit supérieur et le droit inférieur, à accrocher la sclérotique avec l'érigne double, et à attirer le globe oculaire en haut et en dehors; le muscle petit oblique paraît à découvert, on le soulève avec le crochet, et on le coupe avec les ciseaux.

Deuxième procédé. — C'est celui que M. Bonnet, de Lyon, a employé pour guérir la myopie. Voici comment il le décrit : « Je choisis l'insertion antérieure du » muscle petit oblique, qui n'est entourée d'aucun » nerf et d'aucune artère, et que l'on peut diviser si » facilement par la méthode sous-cutanée. Il suffit, » pour opérer cette section, de faire une piqûre à la » partie moyenne de la paupière inférieure; à travers » cette piqûre, on introduit un ténotome mousse, » dont on dirige l'extrémité en arrière et en dedans, » avec la précaution de lui faire suivre la paroi infé» rieure de l'orbite. Lorsqu'il est arrivé à 3 centi-

» mètres de profondeur, on le ramène en avant jus» qu'à ce qu'on le sente au-dessous de la peau. Il » accroche nécessairement alors l'insertion du muscle » petit oblique et la divise complétement, surtout » si l'on a soin de diriger son tranchant en bas et au» devant du maxillaire supérieur. »

Bien que ce procédé, de même que tous les procédés sous-cutanés, ne soit pas dangereux, je pense qu'il vaut mieux employer le procédé ordinaire, parce que d'abord il n'est pas plus dangereux, et qu'ensuite il est plus sûr et ne laisse aucune marque au visage.

f. *Division de plusieurs muscles.*— 1° *De deux muscles.* « Il faut couper deux muscles lorsque le strabisme est » en haut, dit M. Baudens. Il semble, au premier abord, » que la section du muscle droit supérieur doive être suf» fisante dans ce cas, il n'en est rien ; nous l'avons cru ; » nous avons opéré un malade en ne coupant que ce » seul muscle, et nous n'avons obtenu que de l'amé» lioration. Un phénomène remarquable après l'opé» ration était celui-ci : quand l'œil non opéré se por» tait en dehors, l'œil opéré, au lieu de suivre et d'aller » dans l'angle interne de l'orbite, se dirigeait en haut » et en dedans en décrivant une courbe par l'action du » muscle grand oblique. Nous avons soumis notre » opéré un mois plus tard à une deuxième épreuve : » nous avons coupé à la fois le grand oblique et le » droit supérieur, et cette fois le succès a été com» plet. » (*Loc. cit.*, p. 87.)

Je n'ai jamais rencontré le strabisme directement en haut, mais j'ai rencontré plusieurs fois le strabisme en haut et en dedans, et entre autres chez la nièce de M. Poupelet, demeurant faubourg Saint-Ansone, à Angoulême. Chez cette fille, âgée de vingt-cinq ans, la section du droit interne a permis à l'œil de revenir au centre de l'orbite; mais alors plus du tiers de la cornée se dérobait sous la paupière supérieure; par la section du droit supérieur, l'œil est revenu tout-à-fait au centre. On comprend de même que le strabisme en haut et en dehors pourrait nécessiter la division des muscles droits externe et supérieur, et le strabisme en bas et en dehors la division des droits externe et inférieur.

On est quelquefois obligé de couper le muscle droit externe et le petit oblique pour remédier au strabisme externe.

« On pourrait croire, dit M. Baudens, que la section des muscles droits externe, supérieur et inférieur, devrait toujours remédier infailliblement à la déviation externe, et que dès lors la division du petit oblique deviendrait nulle. Eh bien! non! dans des cas où nous avions coupé d'abord les trois muscles, nous avons vu quelquefois persister une déviation en dehors et en haut, que nous ne sommes parvenu à vaincre qu'après avoir coupé le petit oblique.» (*Loc. cit.*, p. 88).

Il est aisé de voir par là que la pratique peut mener à faire des divisions auxquelles on n'aurait pas pensé auparavant.

2° *Division de trois muscles.* — Le strabisme convergent ou le strabisme divergent directs peuvent nécessiter la division de trois muscles. J'ai déjà cité plusieurs cas de ce genre à l'article *Récidives*.

« M. Baudens donne deux autres indications dans lesquelles la triple section musculaire est indiquée. La principale est celle-ci: le globe oculaire est porté en

» dedans et en haut; vous coupez le droit interne et le » grand oblique, l'œil se remet en dehors, mais se dévie » en haut; vous coupez le droit supérieur, et il se place » juste au centre de l'orbite. (*Loc. cit.*, p. 88.) » En pareil cas M. Baudens aurait peut-être pu se dispenser de couper le grand oblique; la division du droit interne et du droit supérieur aurait peut-être suffi.

« Dans la deuxième indication, dit-il, l'œil se porte » en dehors et en haut. Vous coupez le muscle droit » externe, et vous obtenez de l'amélioration; vous » coupez le droit supérieur, et la déviation en haut » devient beaucoup moins sensible; toutefois l'œil se » porte encore dans certains mouvements, quand le » petit oblique se contracte, en dehors et un peu en » haut; vous coupez le petit oblique, et le redresse- » ment est parfait. Dans trois cas de ce genre nous » avons parfaitement réussi. » (*Idem.*)

3° *Division de quatre muscles.* J'ai dit à l'article *Recherche du degré de strabisme*, qu'on ne pouvait assurer d'avance combien de muscles on serait obligé de couper; qu'on ne pouvait que prévoir une section multiple, et qu'on se décidait souvent pendant l'opération à couper tel ou tel muscle suivant le sens dans lequel l'œil était tiré. Lorsqu'un des muscles rétractés a été coupé, si l'organe ne se redresse pas complétement, il faut peu ou point compter sur le bénéfice du temps et sur les moyens orthopédiques; il faut couper sur-le-champ et sans désemparer tous les agents qui concourent à la rétraction. J'ai cependant fait mes réserves pour les obliques; il est de fait que je les coupe toujours en dernier, et lorsque je vois que la section de deux ou trois muscles droits est insuffisante.

On est assez souvent obligé de couper quatre muscles

dans le strabisme convergent, « une fois environ sur 25 » ou 30 cas, dit M. Baudens, p. 89. » Les muscles que je coupe alors sont d'abord le droit interne, puis le droit supérieur et inférieur, et enfin le grand oblique. Voici un cas où je les ai coupés tous quatre :

M. Garcin, visiteur des douanes à Briscous, près Bayonne, âgé de vingt-huit ans, louchait beaucoup de l'œil droit. Cet œil convergeait tellement en haut et en dedans, que plus de la moitié de la cornée était recouverte par les paupières. La difficulté fut prévue : j'engageai le malade à s'armer de courage. La section du droit interne ne donna presque aucun résultat. Il y eut beaucoup d'amélioration par la section des droits supérieur et inférieur, une plus grande encore par celle du grand oblique, et enfin l'œil se redressa complétement après la section d'un petit faisceau fibreux du droit inférieur qui avait échappé jusqu'alors aux recherches les plus minutieuses. Il y eut un peu d'exophthalmie le lendemain, et le surlendemain il n'était point survenu d'accident. Ce malade, opéré à Bordeaux le 18 avril, partit pour Bayonne le 21. Jai appris depuis que son œil était un peu dévié en dehors, ce qui sera facile à corriger.

Mademoiselle Jenny Bertrand, d'Angoulême, a eu également besoin de la section de ces quatre muscles pour voir redresser complétement son œil droit.

On est aussi quelquefois obligé de couper quatre muscles pour remédier au strabisme divergent. Ici, M. Baudens conseille de couper d'abord le muscle droit externe et le petit oblique, puis le droit supérieur et le droit inférieur, si le strabisme n'a pas cédé à la division des deux premiers. Pour moi, je préfère couper les trois muscles droits en premier lieu, et le petit oblique en dernier, parce qu'on rend souvent par là sa section inutile.

4° *Division de cinq muscles.* — Cette division a rarement été faite. M. Baudens en rapporte un cas, p. 93. « Après avoir coupé les droits interne, supérieur, in» férieur et grand oblique pour un strabisme en haut » et en dedans, l'œil resta devié en dehors et en haut » sous l'empire du petit oblique, qui le faisait en même » temps légèrement basculer sur son axe, de manière » à produire un peu d'exophthalmie en dedans et en » bas; le petit oblique fut coupé, et le globe de l'œil » reprit sa rectitude absolue. »

J'ai, moi aussi, pratiqué cette quintuple section le 12 juin, à Angoulême, en présence de MM. les docteurs Gigon, Levallois, Jeannin, Courtaud, Clausure et d'autres personnes étrangères à la médecine. Voici le fait:

Le nommé Joseph Debordes, âgé de neuf ans, de Chabannais (Charente), était affecté d'un strabisme en dedans et en haut de l'œil gauche, survenu à l'âge de quatre ans, à la suite d'une peur. La division du droit interne donna un peu d'amélioration, celle des droits supérieur et inférieur en produisit une plus grande par la division du grand oblique; il subit un mouvement de rotation qui le porta un peu en dehors et en haut; par la division du petit oblique il vint au centre et en haut. C'était une petite portion du droit supérieur qui l'entraînait dans cette direction; lorsqu'elle fut coupée, il se plaça au centre et se maintint dans une rectitude parfaite. Il y eut d'abord une exophthalmie assez considérable, mais deux jours après elle était peu sensible. J'ai su depuis que la guérison avait eu lieu sans accident et sous l'influence de compresses d'eau froide.

Lorsqu'on divise quatre ou cinq muscles on pourrait craindre de voir survenir, soit des accidents redoutables, soit une exophthalmie, soit une déviation en sens contraire de celle qui existait d'abord. 1° Quant à l'inflammation, il en survient rarement plus que dans les cas de division moins grande; toutefois il sera toujours prudent de mettre pendant quelques jours les malades à la diète, de pratiquer une ou deux saignées, suivant l'âge et la force des sujets, de renouveler fréquemment les compresses d'eau à la glace, de prescrire quelques bains de pieds sinapisés et quelques purgatifs.

2° On peut triompher assez facilement de l'exophthalmie par une compression modérée appliquée sur les paupières fermées jusqu'à ce que les muscles coupés aient repris leurs adhérences. 3° Enfin une déviation en sens contraire est peu à redouter. Le changement de direction dans le strabisme de M. Garcin est un fait rare: bien qu'il soit naturel de penser qu'un œil qui n'est plus retenu que par le droit externe seul ou par le droit externe et le petit oblique, doive nécessairement gagner l'angle externe des paupières, ou que celui qui n'est plus retenu que par le droit interne et le grand oblique doive aller se loger dans l'angle interne, il est facile de comprendre pourquoi cela n'arrive qu'exceptionnellement; c'est que les muscles antagonistes des muscles strabiques, fortement allongés et privés depuis long-temps de l'exercice de leurs fonctions, ont perdu une grande partie de leur élasticité et de leur force contractile, qu'ils recouvrent seulement au bout de quelques jours, et lorsque les muscles coupés se sont déjà soudés au globe de l'œil.

D'ailleurs, si cette déviation survenait, on pourrait tenter d'y remédier immédiatement par quelque moyen orthopédique tel que l'application de quelques compresses ou de boulettes de charpie qui repousseraient le globe oculaire dans le sens opposé à celui dans lequel il a de la tendance à se porter. Ces moyens continués jusqu'après le recollement des muscles coupés pourront quelquefois suffire ; mais s'ils étaient insuffisants, il faudrait avoir recours à la division du muscle rétracteur, au bout de quinze jours ou trois semaines.

§ XIII. Remarque sur la crainte de voir le strabisme divergent devenir convergent.

La plupart des auteurs qui ont écrit sur le strabisme ont prétendu qu'il était à craindre de voir le divergent devenir convergent à la suite de l'opération ; pour moi je puis affirmer que cette crainte est chimérique, et que sur sept cas de cette nature parmi lesquels il m'a fallu trois fois couper trois muscles, le droit externe, le supérieur et l'inférieur, je n'ai jamais vu le changement se réaliser ; cette remarque me paraît donc plutôt théorique que pratique.

Une autre remarque que m'a fait faire la pratique, c'est que le strabisme convergent peut devenir divergent par la simple division du droit interne. J'ai observé ce fait deux fois à Libourne, la première fois chez mademoiselle Vergès, âgée de onze ans, et la seconde chez mademoiselle Roi de Parsac, près Saint-Émillion, âgée de treize ans. Après le recollement du muscle coupé, l'œil est revenu parfaitement au centre de l'orbite. « Les deux opérées dont l'œil était tiré en » dehors, m'écrit le docteur Vitrac, à la date du 26 juin,

» vont parfaitement bien ; l'œil a fini par se placer tout-» à-fait au centre de l'orbite. »

Enfin une dernière remarque pratique faite sur le strabisme par M. Lucas, et qui serait d'un haut intérêt si de nouveaux faits venaient la confirmer, c'est que tout strabisme convergent dans lequel l'œil dévié n'aura pas été redressé par la division du droit interne correspondant, sera guéri par la division subséquente du droit interne de l'œil sain, et l'on évitera par là la division des droits supérieur et inférieur et même des obliques. Voici deux faits à l'appui de cette manière de voir.

Premier fait. — Une demoiselle, âgée de trente ans, était affectée de strabisme convergent de l'œil gauche depuis l'âge de deux ans ; elle pouvait le porter jusqu'au centre de l'orbite, mais ne pouvait l'y retenir que quelques secondes. Le droit interne fut divisé en présence des docteurs Nugent, Bayd, Caméron, English et Davenport. Le strabisme continua à un degré moindre; l'œil était incliné en haut et en dehors. On s'assura que toutes les fibres du tendon avaient été coupées ; l'aponévrose fut encore largement divisée, mais sans résultat. C'est alors que l'œil droit fut opéré; à peine le droit interne et l'aponévrose furent-ils divisés que les deux yeux devinrent également droits et saillants, et leurs mouvements d'un accord parfait comme dans l'état normal.

Deuxième fait. — Robert Bellrings, âgé de quarante ans, strabique de l'œil droit dès l'enfance; œil tourné profondément en dedans, de sorte que la moitié de la cornée est cachée derrière la caroncule. Impossible de l'amener au-delà du centre de l'orbite. — Bref, division du droit interne, redressement incomplet; large division des fascia; pas d'amélioration. — Division du droit interne gauche, rectitude immédiate des deux yeux, qui sont devenus parfaitement droits, également proéminents, et se meuvent dans une harmonie parfaite. (*Provincial medical and surgical journal*, 1841, et *Gazette des hôpit. du 27 mars.*)

Conclusions sur le strabisme.

M. Phillips, dans son Traité de la ténotomie sous-cutanée, donne les résultats de 102 opérations, dont les observations ont été prises par M. Bouvier.

Dans l'impossibilité de faire concorder ses chiffres avec son tableau, j'ai pris le parti d'en faire le dépouillement moi-même, et voici ce que j'ai trouvé :

102 opérations pour 100 opérés, dont 84 avaient des strabismes convergents, 14 divergents, 2 sans désignation.

Résultats immédiats.

Sur les 102 yeux opérés on trouve :

69 redressés complétement,
21 non redressés,
12 incomplétement redressés.

Total 102

Résultats consécutifs.

81 redressés complétement dont 3 avec exophthalmie,
11 incomplétement,
5 déviés en sens opposés,
5 non redressés.

Total 102

Les strabismes divergents, pris à part, ont fourni :

Résultats immédiats.

	4 redressés,
	7 non redressés,
	3 incomplétement.
Total	14

Résultats consécutifs.

	10 redressés,
	2 non redressés,
	2 incomplétement.
Total	14

D'après ce calcul, on voit que sur 20 opérations on compte 16 succès complets, 2 succès incomplets, 1 résultat nul et 1 déviation en sens opposé.

M. Phillips, se demandant s'il existe des strabismes qui ne puissent pas être redressés, répond : Jusqu'à ce jour je n'en ai pas vu. Et cependant, en lisant son tableau, on trouve 5 cas dans lesquels il n'y a eu ni redressement immédiat, ni redressement consécutif. « Mais faut-il toujours tenter ce redressement ? dit-il. » Je n'hésite pas à répondre que non, parce que le » redressement de certains strabismes ne peut être » obtenu que par la section de trois, quatre ou cinq » muscles. Ces sections multiples produisent toujours » des exophthalmies et la chute de la paupière infé- » rieure ; rarement la position de l'œil opéré est en » harmonie avec celle de l'œil de l'autre côté, et il en » résulte toujours une fixité de l'organe qui le fait » ressembler à un œil de verre, et le plus ordinaire- » ment la vue revient et reste double ; dans quelques » cas elle a été entièrement anéantie. »

Je ne comprends pas en vérité où M. Phillips a pris et vu tout ce qu'il dit dans ces quelques lignes. Ainsi mademoiselle Crète, la troisième de son tableau, qu'il n'a pas redressée, serait restée toute sa vie strabique si M. Baudens ne l'eût redressée. Et cependant elle n'a ni exophthalmie, ni chute de la paupière inférieure qui la rende plus difforme que son strabisme, quoi qu'en dise M. Phillips.

Le nommé Godard, de Périgueux, le quatre-vingt-septième de son tableau, noté comme atteint d'exophthalmie, pour avoir eu le droit interne, le droit supérieur et le droit inférieur coupés, n'a point conservé la vue double, et les yeux ne présentent point l'aspect d'yeux de verre. M. Parrot, qui exerce la médecine avec distinction à Périgueux, m'écrit, en plaisantant : « Les demoiselles que vous avez opérées ici » ont toutes l'air de *Vénus Straba*, et Godard est revenu » de Paris pas trop vilain garçon. » L'exophthalmie est assez facile à remarquer ainsi que la fixité qui donne à l'œil l'aspect de l'œil de verre, pour que, si ces deux états eussent existé, M. Parrot en eût fait mention.

Si le strabisme optique a été créé pour justifier les revers qui résultent de l'application d'une mauvaise méthode, comme le dit M. Phillips, ne pourrait-il pas se faire aussi que l'exophthalmie et l'œil de verre eussent été créés pour pallier des revers qu'on aurait pu éviter avec un peu plus de hardiesse? L'observation de mademoiselle Crète est là pour démontrer cette vérité.

Pour mon compte, sans croire qu'on puisse guérir tous les strabismes, ainsi que l'ont dit M. Baudens et M. Amussat, je crois cependant qu'on peut obtenir une plus forte proportion de succès que M. Phillips, soit par une première, soit par une seconde opération.

Voici les résultats obtenus par moi dans 47 opérations sur lesquelles j'ai pu me procurer des renseignements exacts.

De ces 47 opérations :

3	ont été faites à Périgueux,
9	à Bordeaux,
10	à Libourne,
18	à Angoulême,
7	à Paris.
Total 47	

Chez les opérés de Périgueux, l'œil redressé immédiatement a conservé sa rectitude. Chez les opérés de Libourne, 8 ont eu un redressement immédiat, et chez 2 l'œil s'est dévié en dehors; mais la déviation n'a pas persisté, en sorte qu'il n'y a pas eu d'insuccès. Parmi les 9 opérés de Bordeaux, un seul a éprouvé une déviation en dehors qui a persisté, c'est M. Garcin. Les 7 opérés de Paris ont les deux yeux parfaitement droits. Enfin, sur les 18 opérés d'Angoulême, 3 ont éprouvé une récidive; chez 2 elle a été le résultat de la section d'une trop petite quantité de muscles, et la preuve c'est que l'un d'eux, réopéré quinze jours après, a maintenant l'œil parfaitement droit et sans exophthalmie, et je ne doute pas que l'autre ne recouvre cette rectitude par une seconde opération. Quoi qu'il en soit, en le comptant parmi les récidives, nous trouvons, en définitive, 3 cas de non-redressement complet pour 47 opérations, ce qui donne à peu près un insuccès pour 16 opérations, et encore faut-il en retrancher un, ainsi que je l'ai noté à la page 27, car son œil est complétement redressé, ainsi que M. Gigon me l'a annoncé, le 19 juillet; ce qui réduit la proportion des récidives à 1 pour 23 opérations. C'est un peu différent, je crois, de ce qu'a obtenu M. Phillips.

CHAPITRE TROISIÈME.

Application de la division des muscles de l'œil à la guérison des mouvements spasmodiques des yeux et de l'amaurose.

Nous avons déjà vu que la division des muscles de l'œil ne remédiait pas seulement au strabisme, mais encore qu'elle améliorait la vue et pouvait guérir la myopie. Eh bien ! elle peut encore faire plus ; elle peut guérir les mouvements spasmodiques de l'œil et remédier dans certains cas à l'abolition complète de la vue, que ces affections soient ou non compliquées de loucherie.

1° *Guérison des mouvements spasmodiques des yeux.* — Ces organes peuvent être agités de mouvements spasmodiques divers ; tantôt ils vont alternativement d'un angle des paupières à l'autre, absolument comme le balancier d'une pendule ; ces oscillations sont plus ou moins brusques, plus ou moins rapides et plus ou moins étendues ; tantôt le globe de l'œil exécute des mouvements de rotation sur son axe avec beaucoup de rapidité. Ce mouvement, dit M. Phillips, ressemble assez bien à celui qui est déterminé par l'élasticité du ressort à spirale des petites montres (*Ténotomie sous-cut.*, p. 316).

Les mouvements de va et vient sont produits par les muscles droits externe et interne, tandis que les mouvements de rotation sont produits par le grand oblique.

Dans la première espèce de mouvements, s'il n'y a pas complication de strabisme, la vue n'est point affaiblie; mais elle est troublée, parce que les yeux ne pouvant se fixer sur les objets, ne saisissent pas immédiatement les formes et les rapports.

Ces mouvements affectent en général les deux yeux. M. Phillips ne les a pas encore vus dominer un œil. Dans tous les cas, dit-il, les yeux étaient également balancés. J'en ai observé deux cas où il en était de même.

« Généralement on améliore cet état, ou l'on guérit entièrement cette difformité par la section des » muscles : aussitôt que les muscles sont coupés, le » tremblement oscillatoire cesse entièrement et il renaît deux ou trois jours après l'opération; il est » alors beaucoup moins fort, et insensiblement il diminue pour disparaître sans retour.

» Lorsque le mouvement spasmodique se fait latéralement, il faut couper les muscles droit interne » et droit externe, et lorsque l'oscillation a lieu autour » de l'axe en rotation, il faut alors couper le tendon » du grand oblique. » (Phillips, *loc. cit.*, p. 316.)

Les deux malades que j'ai observés n'ayant pas voulu se laisser opérer, je vais donner un extrait de deux observations publiées par M. Phillips.

Ire OBSERVATION.

Enfant de treize ans : tremblement convulsif des deux yeux, allant horizontalement de droite à gauche depuis la naissance, sans strabisme; vue courte; ne peut lire à une grande distance qu'avec le n° 6.

Division du droit interne et externe. Le 4 mai, légère

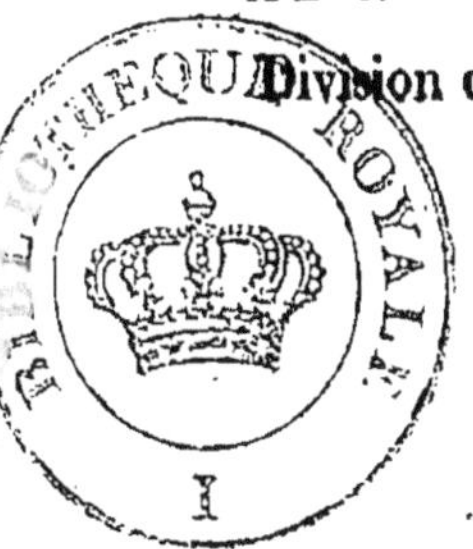

amélioration immédiate. Le 6, amélioration plus grande. Le 13, peu de changement. Le 20, plus d'oscillation, à moins qu'on ne couvre un œil. Le 27, tremblement convulsif complétement disparu; la vue ne s'est pas allongée.

IIe OBSERVATION.

Enfant de dix ans : tremblement convulsif des deux yeux compliqué d'un strabisme interne de l'œil gauche. L'oscillation augmente lorsqu'on ferme l'œil.

Le 22 avril, section du droit interne de l'œil gauche, œil bien redressé, oscillation beaucoup diminuée. Le 29 avril, oscillation très faible, même lorsqu'on fermait un œil.

Le 6 mai, division des droits interne et externe de l'œil droit; immédiatement après, le tremblement a un peu diminué.

Le 13, le tremblement a reparu sur l'œil gauche; enfin, le 27, le tremblement existait encore, mais à un faible degré.

2° *Amaurose par contraction musculaire.* — Nous avons vu que dans le strabisme il y avait presque toujours, pour ne pas dire toujours, diminution de la vision dans l'œil strabique, et que la section des muscles rétractés rendait à l'œil toute sa puissance; la vision peut même être complétement abolie, qu'il y ait ou qu'il n'y ait pas strabisme; mais alors la pupille est très dilatée en même temps qu'elle conserve sa mobilité. C'est à ce phénomène qu'on a donné le nom d'amaurose par contraction musculaire. Je l'ai attribué à la compression de la rétine, et j'ai indiqué le moyen de le produire à volonté, en comprimant légèrement et graduellement le globe de l'œil avec le doigt indicateur.

Voici une observation de M. Phillips.

Amaurose des deux yeux, sans strabisme; fixité de l'œil gauche; section des muscles droit interne et externe; guérison.

Russe, quarante-huit ans, aveugle. OEil droit mobile, mais œil gauche fixe au milieu des paupières; pupille largement dilatée, immobile. Section du droit interne, la pupille se contracta; strabisme externe. Section immédiate du droit externe; alors possibilité de voir la lumière. Guérison complète quelques jours après.

Voici encore l'extrait d'une observation tirée de la pratique d'Adams, en Angleterre.

La nommée Sarah Heiks, domestique, 22 ans, brune, bien réglée, amaurotique depuis deux ans, yeux droits, pupilles non dilatées, mobiles.

Sarah ne peut ni coudre, ni lire, ni fixer long-temps les petits objets sans confusion dans la vue; l'œil gauche seul voit bien, mais avec l'œil droit, des brouillards et des vertiges se manifestent; bref, pendant six mois on a employé contre cette affection, saignées, vésicatoires, etc.

Le 1er mars, Adams a divisé le droit interne de l'œil droit; léger strabisme en dehors et légère amélioration dans la vue. Le 4, vue beaucoup améliorée; elle peut lire, mais elle voit double. Le 12, vue considérablement améliorée; l'œil s'est un peu redressé. Le 15, vue toujours en progrès, mais toujours double; division du droit externe: elle redresse complétement l'œil, fait cesser la diplopie et rend la vue parfaitement nette. Le 20, vue aussi bonne avec œil droit qu'avec œil gauche. Le 24, Sarah peut lire les petits caractères et travailler à l'aiguille, sans fatigue et sans obscurcissement dans la vue. Guérison.

CHAPITRE QUATRIÈME.

Du bégaiement et de son traitement par la myotomie.

Jusqu'à ces derniers temps, on n'avait employé pour guérir le bégaiement que des moyens consistant en une pure gymnastique, ou dans une certaine éducation des organes phonateurs, tels que les méthodes plus ou moins ingénieuses de madame Leight, de (New-York), de M. Malbouche et de M. Collombat (de l'Isère). Ce dernier ajoutait quelquefois à la sienne la section du filet (*Voyez* son *Traité de tous les vices des organes de la parole*, 1840). Mais il faut bien l'avouer, ces méthodes, quelques perfectionnements qu'elles aient subis, sont loin de fournir toujours des résultats satisfaisants; quelquefois on échoue; puis, lorsqu'on réussit, très souvent le succès n'est que momentané, et l'on voit survenir de fréquentes rechutes; et puis enfin ces méthodes ne sont faites que pour les riches, car le plus grand nombre des bègues ne sont pas dans une position à pouvoir sacrifier tout le temps et tout l'argent nécessaires pour obtenir une guérison incertaine. J'ai rencontré dans la Dordogne et dans la Gironde beaucoup de bègues qui avaient été traités soit par M. Collombat (de Bordeaux), soit par M. Collombat (de l'Isère) : c'est toujours la même méthode. La plupart sont sortis guéris des établissements de ces messieurs, mais leur guérison n'a été que de courte durée;

je puis citer M. Guerlepied, marchand de bois, à Bergerac; M. Boni, limonadier, à Castillon; M. Duval, carrossier, à Périgueux, et M. Fricout, distillateur, à Bordeaux. Ce dernier avait oublié la méthode, et les autres, qui bégayaient moins, lorsqu'ils voulaient la mettre en usage, m'ont dit qu'ils étaient obligés d'y porter tellement attention, qu'il leur arrivait souvent de s'arrêter au milieu de leurs phrases, et de ne plus savoir ce qu'ils voulaient dire. La plupart des cas de récidives sont omis dans le livre de M. Collombat (de l'Isère); il est par conséquent impossible d'établir un rapport exact entre les succès complets qu'il obtient et les succès suivis de récidive. Ainsi, il est bien constaté que la méthode de ce médecin, quoique plus parfaite qu'aucune autre, et reçue à juste titre comme un progrès et comme un bienfait, est néanmoins tout-à-fait insuffisante. Il n'est donc pas surprenant qu'on ait songé à trouver de nouveaux moyens propres à débarrasser d'une manière plus sûre et plus complète l'espèce humaine de ce désagréable vice de la parole. Y est-on parvenu dans ces derniers temps? la myotomie a-t-elle résolu le problème? C'est ce que je vais examiner avec autant de soin et d'impartialité que possible.

§ I. Historique de l'opération.

C'est au célèbre Dieffenbach, de Berlin, qu'appartient la priorité sur l'invention et sur la pratique d'une opération pour guérir le bégaiement. On trouve dans *la Gazette des hôpitaux*, du 11 mars 1841, une lettre adressée à l'Institut de France par ce chirurgien. Cette lettre contient le détail de quatre observations de ses opérations; la première date du 6 et la seconde du 19 janvier 1841. C'est un journal politique, le *Journal des Débats*, qui en a donné, dans son numéro du 2 janvier 1841, la première nouvelle à Paris. Cet article est ainsi conçu : « On lit dans un » journal allemand : Une découverte du professeur » Dieffenbach excite à Berlin l'attention générale. Ce » chirurgien a trouvé le moyen de guérir du bégaie» ment par une incision dans la langue. L'opé» ration qu'il a faite a complétement réussi. Suivant » M. Dieffenbach, le bégaiement provient d'une im» possibilité d'appliquer la langue au palais. Son pro» cédé consiste à faire cesser cet inconvénient. »

Cet article se tait complétement, il est vrai, sur ce que divisait Dieffenbach, et sur la manière dont il le divisait ; mais était-il bien difficile, je le demande, d'y arriver? Cela pouvait-il être autre chose qu'un ou plusieurs muscles? Et quel pouvait être le muscle qui empêchait la langue de se porter au palais? Était-ce le stylo-glosse, l'hyo-glosse ou le génio-glosse? Les élèves en médecine un peu versés dans l'anatomie l'ont dit, ce sont les muscles génio-glosses. Tous les chirurgiens l'ont dit et pensé immédiatement ; il était en effet impossible de penser autre chose. Pourquoi donc actuellement trois ou quatre personnes viennent-elles se disputer ou plutôt s'adjuger, à Paris, une priorité qui appartient à tout le monde? Est-ce parce que monsieur un tel aura eu plus tôt sous la main deux ou trois bègues à opérer que monsieur tel autre? mais cela devient ridicule. Que serait-ce donc si l'opération en question eût toujours été couronnée d'un heureux résultat? Il est probable que nous aurions vu s'élever dans les journaux de médecine une de ces dégoûtantes polémiques comme il s'en éleva jadis entre les lithotriteurs.

Il se peut que M. Phillips ait eu, au mois de septembre 1840, avec M. le docteur Roustoff, de Saint-Pétersbourg, une conversation dans laquelle ce dernier lui aurait dit qu'il faisait des recherches sur cette matière; qu'il ait parlé au mois de décembre 1840 à M. Amussat de guérir le bégaiement par la myotomie, et que ce dernier lui ait répondu qu'il y avait pensé; ou que M. Amussat lui en ait parlé le premier, et que ce soit M. Phillips qui lui ait répondu qu'il y avait pensé. Mais toutes ces bonnes intentions qui n'ont jamais été écrites, et qui sont venues après coup, ne peuvent pas être réputées pour le fait.

Quoi qu'il en soit, M. Phillips prétend qu'après avoir lu l'article du journal politique, il présenta le 6 février deux opérés à la Société de médecine du XIIe arrondissement, présidée par M. Begin; que le 8 il écrivit à l'Institut pour lui faire connaître l'opération qu'il venait de faire *avec succès* (comme si cette opération pouvait se juger en deux ou trois jours), et que le 9, il adressa également une lettre à l'Académie.

Le 15 du même mois, M. Amussat adressa, lui aussi, une lettre à l'Académie des sciences, intitulée : *Guérison du bégaiement par la section des muscles de la langue*, et commençant par ces mots : « J'ai l'honneur » de vous prier d'informer votre savante compagnie » que j'ai aussi opéré deux bègues avec succès par la » section des muscles de la langue. »

Le 16 février, M. Velpeau a rendu compte à l'Académie de médecine de plusieurs opérations qu'il avait faites, et a dit en homme qui avait déjà approfondi le sujet: La ténotomie peut porter sur les muscles stylo-glosses, hyo-glosses, génio-glosses. Et M. Roux a déclaré dans la même séance, qu'aussitôt qu'il avait eu connaissance des faits annoncés par Dieffenbach, il s'était empressé de répéter l'opération, et avait coupé les génio-glosses à leur insertion à la mâchoire. L'opération n'a pas été difficile, mais le résultat n'a pas été très favorable, ajouta-t-il.

§ II. Anatomie de la langue.

Je crois utile de commencer par rappeler brièvement l'anatomie des muscles de la langue ; on sait qu'elle est composée par des muscles extrinsèques et des muscles intrinsèques.

a. *Muscles extrinsèques.* — Ils sont au nombre de trois de chaque côté : 1° les *génio-glosses* qui ont tout-à-fait la forme d'un éventail déployé, ou de trois arcs qui se coupent, s'insèrent par leur sommet à la partie supérieure des apophyses géni, et par leur base, dans la face inférieure de la langue, à commencer de quelques lignes de sa pointe jusqu'à l'os hyoïde.

Leur action est très variée. Si les fibres supérieures agissent seules, elles attirent la partie antérieure de la langue dans la paroi inférieure de la bouche. Si ce sont les inférieures, elles élèvent l'os hyoïde et attirent en même temps la base de la langue dans la paroi inférieure de la bouche, et hors de cette cavité; si ce sont les moyennes, la face supérieure de la langue est creusée en gouttière. Lorsque toutes les fibres se contractent en même temps, elles retiennent la langue dans la partie inférieure de la cavité buccale en même temps qu'elles élèvent l'os hyoïde. Quand un seul muscle agit, la langue proémine du côté opposé. Enfin les fibres supérieures des génio-glosses empêchent encore la pointe de la langue de se porter trop haut et trop en arrière. Ainsi, en résumé, leur action principale est d'attirer la langue en bas, en avant, et de limiter ses mouvements en haut et en arrière.

2° *Stylo-glosses.*—C'est un petit faisceau musculaire qui naît de l'apophyse styloïde, fait partie de ce que les anatomistes ont appelé bouquet de Riolan, puis se dirige obliquement de haut en bas et d'arrière en avant, arrive sur les parties latérales de la langue, au niveau du pilier antérieur du voile du palais; s'épanouit, devient triangulaire et se divise en deux portions, l'une externe qui longe le bord correspondant de la langue, et se porte de la base à la pointe; et l'autre interne qui devient transversale et se perd dans la langue.

Dans son trajet le long du bord de la langue, sa face externe est accolée au nerf lingual qui est sous la muqueuse.

Action. Lorsqu'un des stylo-glosses agit seul, il porte la langue en haut et de son côté; lorsque les deux agissent ensemble, la langue est élargie et portée en haut et en arrière.

3° *Muscle hyo-glosse.* — C'est un faisceau mince et quadrilatère qui naît de l'os hyoïde par deux portions distinctes; l'une s'insère au corps, tout près de la grande corne, et l'autre dans toute l'étendue de cette grande corne. C'est pourquoi Albinus les a décrites comme deux muscles distincts, l'un sous le nom de *basio-glosse*, l'autre sous celui de *cérato*, ou *kerato-glosse.* Peu après cette double origine, les deux parties entre lesquelles on peut apercevoir l'artère linguale se réunissent pour venir se terminer sur les côtés de la langue entre le muscle lingual et le stylo-glosse.

Rapports. — Il répond en dehors au stylo-glosse,

au milo-hyoïdien, au digastrique, à la glande sublinguale, aux nerfs, grand hypo-glosse et lingual. — En dedans, il répond à l'artère linguale, au muscle génio-glosse et au constricteur moyen.

Action. — Il attire en bas le bord correspondant de la langue et le rapproche de l'os hyoïde.

4° *Glosso-staphilin.* — C'est un petit faisceau charnu qui occupe l'épaisseur du pilier antérieur du voile du palais; il est étroit au milieu et large à ses extrémités. Il s'insère inférieurement sur les côtés de la langue et confond ses fibres avec celles du stylo-glosse; son extrémité supérieure se termine dans le voile du palais avec le pharyngo-staphilin.

Action. — Il abaisse le voile du palais, et élève les bords de la langue.

b. *Muscles intrinsèques.* — 1° Lorsqu'on fait dans le sens transversal de la langue une coupe verticale, on y distingue des fibres verticales et des fibres transversales allant d'un bord à l'autre. — 2° Lorsqu'on fait une coupe verticale dans le sens antéro-postérieur, on y découvre encore les fibres verticales démontrées par la coupe précédente, et des fibres longitudinales allant du sommet à la pointe. — 3° On rencontre à la face inférieure de la langue sous la muqueuse, un petit faisceau charnu, très mince, connu sous le nom de muscle lingual; il est dirigé d'avant en arrière et va se terminer à l'os hyoïde; il se trouve compris entre le génio-glosse et le stylo-glosse.

Action. — De cette disposition de la charpente musculaire de la langue on peut en inférer les changements suivants; amincissement et élargissement de la langue lorsque les fibres verticales se contractent; — épaississement et allongement de la langue lorsque les fibres transversales diminuent de longueur; — épaississement et raccourcissement de la langue lorsque les fibres longitudinales agissent; — et enfin raccourcissement de la langue et abaissement de sa pointe lorsque c'est le petit muscle lingual qui se contracte.

c. *Artères de la langue.* — Ce sont surtout les linguales qu'il est important d'étudier. Née de la partie interne de la carotide externe, elle se porte vers les grandes cornes de l'os hyoïde dont elle longe le bord supérieur derrière le muscle hyo-glosse, puis vers les petites cornes d'où elle va en serpentant d'arrière en avant dans l'épaisseur de la langue jusqu'à la pointe, où elle se termine en s'anostomosant avec celle du côté opposé: elle prend dans la langue le nom de ranine. Dans cet organe elle est placée entre le muscle génio-glosse et le lingual, et se trouve accompagnée par le nerf lingual.

Les branches qui en naissent et qu'il est important de considérer par rapport à l'opération du bégaiement sont: 1° l'artère dorsale de la langue, branche très petite qui se porte sur le bord de la langue au niveau du pilier antérieur du voile du palais auquel elle fournit; — 2° l'*artère sublinguale*, branche assez volumineuse, naît aussi souvent de la faciale que de la linguale; elle se porte horizontalement en avant entre le muscle mylo-hyoïdien, qui la sépare de la sous-mentale, et le génio-glosse, accompagne le conduit de Warthon, longe comme lui le bord inférieur de la glande sublinguale, et se divise en deux branches: l'une, plus considérable, qui s'anastomose par arcades au-dessus du frein avec celle du côté opposé, est appelée *artère du filet*: l'autre, plus petite, se porte en montant sur les côtés de la symphyse du menton, et fournit à chacun des trous incisifs placés derrière les dents du même nom.

d. *Veines de la langue ou linguales*, elle sont divisées en *superficielles ou sous-muqueuses* et en *profondes*.

Parmi les veines superficielles, nous trouvons, 1° celles du dos de la langue qui vont se jeter dans un plexus qui occupe la base de la langue et se dégorge par une veine (veine satellite du nerf lingual), qui accompagne le nerf lingual et va se jeter dans la faciale ou dans la jugulaire externe; 2° les veines ranines qui occupent la face inférieure de la langue, se voient sur les côtés du frein où elles soulèvent la muqueuse, suivent le trajet du nerf grand hypo-glosse, entre le génio-glosse et l'hyo-glosse, et vont se rendre dans la faciale.

Les veines ranines, dit M. Cruveilhier, communiquent avec un plexus très considérable, situé sur les côtés de la langue, plexus quelquefois pourvu de valvules, ce qui rend l'injection impossible du cœur vers les extrémités, tandis que dans d'autres cas l'injection faite dans un sens opposé au cours du sang y arrive avec la plus grande facilité.

Comme conséquence de cette distribution des vaisseaux sanguins, nous voyons au premier coup d'œil, 1° que par la division transversale de la langue, opérée par M. Dieffenbach, tous les vaisseaux de cet organe sont coupés; — 2° qu'en faisant la section des génio-glosses à leur insertion à la langue, on court le risque de couper *l'artère du filet*, *l'artère sublinguale* et *les veines ranines*, susceptibles de donner une abondante quantité de sang veineux, surtout si le plexus avec lequel elles communiquent est dépourvu de valvules; — 3° qu'en coupant les génio-glosses à leur insertion à l'apophyse géni, on ne peut couper que les petits rameaux capillaires qui vont aux dents incisives, et quelques veines qui donnent aussi parfois beaucoup de sang.

e. *Nerfs de la langue.* — Ils sont très volumineux; ce sont, 1° le nerf grand hypo-glosse, neuvième paire; 2° le nerf lingual, branche de la cinquième paire; 3° le glosso-pharingien, venant de la huitième paire.

§ III. Méthodes opératoires.

Il y en a deux; l'une qu'on pourrait appeler *méthode allemande*, qui appartient à M. Dieffenbach, et l'autre *méthode française*.

A. *Méthode de M. Dieffenbach.* — Elle se divise en trois autres, qui sont :

1° La section horizontale transverse de la racine de la langue;

2° La section sous-cutanée transversale de la racine de la langue avec conservation de la muqueuse;

3° La section horizontale, de la racine de la langue, avec excision d'une pièce triangulaire dans toute sa largeur et dans toute son épaisseur.

L'*appareil instrumental* est très simple; il se compose d'une *pince de Museux*, d'une *pince plus petite*, droite, dentée, d'un crochet double à manche, d'un bistouri à fistule, étroit, long, falciforme et aigu, d'aiguilles fortement arquées, munies d'un fil de soie quadruple; d'une pince courte, épaisse, ressemblant à une pince droite pour les dents, propre à conduire les mêmes aiguilles.

Manuel opératoire. — 1° *Section horizontale de la racine de la langue, avec excision d'une pièce triangulaire.* Voici comment M. Dieffenbach le décrit lui-même (*Gazette des hôpitaux*, du 16 mars 1841). I s'agit de la première opération qu'il pratiqua sur le nommé Frédéric Dœnau, âgé de treize ans.

«Le jeune homme était assis sur une chaise, la tête appuyée contre la poitrine d'un assistant. Je fis tirer la langue autant que possible, puis la saisis dans la partie antérieure avec une pince de Museux, de manière que les crochets de la pince pénétrassent dans les bords. En serrant les branches de l'instrument, la langue fut ainsi comprimée latéralement, et son volume devenait plus étroit en gagnant en épaisseur, deux conditions favorables à l'opération.

» Pendant qu'un des aides amenait la langue autant que possible en dehors et un peu de côté, et que l'autre retirait en arrière avec des crochets obtus les coins de la bouche, je saisis avec le pouce et l'index de la main gauche la racine de la langue, et la relevai en la comprimant latéralement. Cela fait, j'enfonçai la lame de mon bistouri, dont le taillant était dirigé en haut, dans la partie gauche de la racine de la langue, et après avoir fait pénétrer mon instrument jusqu'au point opposé à celui où j'étais entré, je terminai de bas en haut la section complète. Après avoir fixé le bord postérieur de la plaie avec une forte suture, je saisis avec une pince munie de pointes le bord antérieur, et l'ayant ainsi comprimé latéralement, j'enlevai dans toute l'épaisseur de la langue de haut en bas un morceau de 18 millimètres en forme de coin. Pour cette seconde section, je me servis d'un petit bistouri droit, préférablement au bistouri à fistule.

» La lèvre postérieure fut, au moyen de la suture dont j'ai déjà parlé et d'un double crochet, amenée assez en avant pour que je pusse recoudre. Six forts points de suture réunirent la plaie, et empêchèrent l'hémorrhagie d'autant plus sûrement, que j'avais eu soin de les faire pénétrer dans le fond même de la blessure. La perte de sang fut assez considérable.

» Immédiatement après le malade ne bégaya plus : il fut transporté dans son lit. Le cinquième jour, on enleva trois sutures ; le sixième jour, on enleva les trois autres ; le septième, la plaie était parfaitement guérie, et le bégaiement était totalement disparu. »

2° *Section horizontale transverse de la racine de la langue.* Je fixai la langue comme dans le cas précédent, dit M. Dieffenbach, et l'incisai transversalement à sa racine.

3° *Section sous-cutanée transversale de la racine de la langue avec conservation de la muqueuse.* Pour la pratiquer, M. Dieffenbach saisit encore la langue avec une pince de Museux, et la tira fortement en dehors de la bouche, puis il enfonça en arrière dans la face inférieure un bistouri à fistule falciforme, et incisa la racine de la langue dans toute son épaisseur, en laissant intacte la muqueuse qui revêt la face supérieure ; puis, comme il sortit beaucoup de sang, il fit une forte suture d'arrière en avant dans l'épaisseur de la langue, et ferma les deux points latéraux par lesquels il avait fait pénétrer son bistouri.

B. *Méthode française.* — Elle consiste à couper les muscles génio-glosses. Il y a plusieurs procédés; dans les uns on coupe les muscles près de l'endroit où ils pénètrent dans la langue, et dans les autres près du point où ils s'insèrent à l'apophyse géni. — Dans tous le patient est placé de la même manière ; il est assis sur une chaise la tête appuyée contre la poitrine d'un aide.

a. *Procédé de M. Phillips.* — « La bouche étant » largement ouverte, l'opérateur saisit le frein de la » langue à son angle de reflexion sur la langue même. » L'instrument qui sert à exécuter cette manœuvre est » une érigne coudée à angle droit, afin que l'aide à » qui on le confie, ne gêne pas les mouvements de l'o » pérateur. Ce dernier implante une petite érigne dans » le frein, à une demi-ligne au-dessous des canaux de » Warton, et entre les deux érignes, il donne un coup » de ciseaux qui ouvre aussitôt largement la muqueuse. » Alors, en abandonnant les ciseaux, il introduit par » cette plaie un crochet mousse, tranchant sur sa con- » cavité depuis le bouton jusqu'au manche; il ramasse » sur cet instrument toute la masse musculaire de la » langue, et faisant décrire à ce crochet un demi-cercle » étendu, il coupe en un instant toute la musculature » de la langue. » (*Ténotomie*, p. 353.)

Ce n'est point toute la musculature qui se trouve coupée, mais simplement les génio-glosses.

b. *Procédé de M. Amussat.* — « Le procédé que j'ai » employé, dit ce chirurgien dans sa lettre du 15 fé- » vrier 1841 à l'Académie de médecine, consiste, la » langue étant renversée en arrière et en haut, la bou- » che largement ouverte, à couper perpendiculairement » avec des ciseaux la muqueuse à la partie inférieure du » frein ou filet entre les deux canaux de Warton; puis » on coupe en travers au-dessous, et on écarte les » bords de la muqueuse divisée. Alors, en faisant tirer » la langue en avant et en haut hors de la bouche, les » muscles viennent s'offrir d'eux-mêmes à la section, » avec des ciseaux ou un petit scalpel en rondache, et

» on la divise plus ou moins suivant leur contrac- » tion.

» Dans le point où je pratique la section des muscles » génio-glosses, l'opération est moins difficile et moins » dangereuse que dans tous les autres. On agit sur un » double faisceau, ou sur le sommet du triangle, tandis » que plus haut, comme on le sait, le muscle s'épanouit » en éventail, et il est entouré de vaisseaux et de nerfs. »

c. *Procédé de M. Velpeau.* — Il soulève la muqueuse avec une pince ou avec une érigne entre la mâchoire et l'orifice des canaux de Warton, et la coupe avec des ciseaux ; puis il introduit à travers l'ouverture un bistouri avec lequel il divise les muscles génio-glosses tout près de leur insertion à l'apophyse géni.

d. *Procédé de M. Baudens.* — « Un aide placé der- » rière le bègue lui soutient la tête en même temps » qu'il place ses deux petits doigts dans la commis- » sure des lèvres pour les tirer en arrière.

» Nous saisissons une érigne de la main gauche ; » nous l'implantons dans la muqueuse sur la ligne mé- » diane au-dessus des tendons des muscles génio- » glosses, afin de tendre les derniers : nous reconnais- » sons la corde qu'ils dessinent. Nous plongeons, en » rasant la mâchoire inférieure, les lames entr'ou- » vertes des ciseaux que nous tenons de la main droite » à un bon pouce de profondeur, de manière à em- » brasser les tendons des muscles génio-glosses ; puis, » en rapprochant brusquement les lames des ciseaux, » nous les coupons d'un seul temps; on entend un cra- » quement, et l'opération, qui dure dix secondes au » plus, est terminée. » (*Loc. cit.*, p. 104.)

Les muscles génio-glosses, privés d'attache, fuient

en arrière. En engageant l'index par l'ouverture faite à la membrane muqueuse, on rencontre une excavation formée par le retrait des muscles; on constate qu'il ne reste plus de fibres attachées aux apophyses géni-supérieures, sans quoi il faudrait les détruire avec le bistouri boutonné.

e. *Procédé de M. Lucas.* — Il divise la muqueuse de la langue qui couvre les muscles génio-glosses dans l'étendue d'un pouce, et dissèque soigneusement et largement le tissu cellulaire sous-jacent. Les bords antéro-inférieurs des muscles étant à découvert, il les incise de haut en bas en deux points peu distants l'un de l'autre, et en enlève une pièce triangulaire, dont la base répond à la muqueuse; puis il fait élever la pointe de la langue vers le palais, et si elle ne peut y arriver facilement, il enlève encore les fibres qui lui paraissent s'opposer à ce mouvement.

f. *Procédé de M. Bonnet, de Lyon.* — Au lieu d'agir par l'intérieur de la bouche, ce chirurgien agit à travers une ponction faite à la peau sur la ligne médiane à 3 ou 4 centimètres en arrière du menton, et par conséquent emploie la méthode sous-cutanée. A travers cette piqûre il introduit un ténotome mousse, et le fait pénétrer de bas en haut et un peu d'arrière en avant; son tranchant est dirigé contre la mâchoire, et lorsqu'il est arrivé jusqu'au-dessous de la muqueuse de la bouche, ce qu'il reconnaît avec le doigt indicateur gauche introduit dans cette cavité, il cherche à sentir les apophyses géni, et coupe à droite et à gauche de ces apophyses, en portant toujours le ténotome contre la mâchoire inférieure, et n'agissant que sur la partie supérieure de la convexité que celle-ci présente en arrière sur la ligne moyenne. C'est à l'aide de cette précaution que l'on ne coupe que l'insertion des muscles génio-glosses, et que l'on évite les génio-hyoïdiens.

Il paraîtrait que M. Collombat aurait mis en pratique le même procédé, avant M. Bonnet, à l'insu de celui-ci ; car il a écrit à l'Institut une lettre dans laquelle il réclame la priorité, et dans laquelle il dit qu'il l'a appliquée le 17 février sur le vivant.

Extirpation d'un lambeau en V de la pointe de la langue. — M. Velpeau ayant remarqué que la langue était très longue chez un jeune homme de vingt ans qui bégayait beaucoup, la fit sortir de la bouche; deux aides la saisirent un de chaque côté avec une pince à griffes, pendant qu'il en accroha lui-même la pointe avec une troisième pince. Tenant ainsi l'organe suffisamment tendu, il en enleva par trois coups de bistouri un V à base antérieure large de 3 centimètres, et long de 4, en ménageant la membrane muqueuse qui tapisse la face inférieure de l'organe, et réunit la plaie à l'aide de trois points de suture.

Opération par la ligature. — M. Velpeau ayant à opérer un jeune bègue dont la langue était très longue, puisqu'elle pouvait toucher le bout du nez et le menton, et pensant qu'ici la méthode par excision de Dieffenbach pourrait trouver une heureuse application, mais la trouvant trop effrayante, lui substitua le moyen suivant pour arriver au même but.

Le malade est dans la position ordinaire. Une aiguille chargée de quatre fils est préalablement préparée. M. Velpeau saisit avec un linge, de la main gauche, le bout de la langue, et attire cet organe le plus possible au-dehors. Cela fait, avec la main droite il passe transversalement, au niveau du tiers postérieur de la longueur de la langue, et vers le milieu de l'épaisseur de cet organe, l'aiguille préalablement préparée; après quoi l'aiguille est retirée, et les fils, au nombre de quatre de chaque côté de la langue, sont disposés de la manière suivante : on en prend deux de chaque côté pour donner plus de solidité à la ligature, et on les lie ensemble sur le dos de la langue, le plus en arrière possible; les quatre autres qui restent sont ensuite tirés en avant. On comprend facilement que les deux ligatures circonscrivent alors sur le corps de la langue un coin qui disparaîtra par la mortification des tissus comprimés par les fils, et qu'on aura, en définitive, une perte de substance comme par la méthode de Dieffenbach. M. Velpeau serra les fils avec une certaine force, et prévint que si le résultat était avantageux on pourrait confectionner un instrument capable d'opérer cette constriction avec plus d'efficacité.

M. Velpeau a encore tenté la section du pilier antérieur du voile du palais qui contient le muscle glosso-staphilin, mais il n'a pas eu de succès.

Un chirurgien de Londres, pensant que le bégaiement tient à ce que l'air trouve des obstacles pour sortir lors de l'expiration, a réséqué les amygdales et coupé la luette pour laisser à l'air un passage plus libre.

Si cette idée est peu raisonnable, elle a du moins le mérite d'être originale.

§ III. Comparaison et appréciation des méthodes et procédés.

Cette comparaison et cette appréciation doivent être faites, 1° sous le rapport de la cause à laquelle on attribue le bégaiement, et des moyens d'y remédier; 2° sous le rapport de la facilité de l'exécution;

3° sous le rapport des résultats ; 4° et enfin sous le rapport des accidents et des dangers qui accompagnent les opérations.

a. *Sous le rapport de la cause du bégaiement et des moyens d'y remédier.* — « La pensée de guérir le bé» gaiement par la section des muscles de la langue, dit » M. Dieffenbach, se présenta pour la première fois à » mon esprit en entendant une personne qui louchait » me prier en bégayant de l'opérer. Dès lors, en y fai» sant plus attention, je remarquai que plusieurs louches » avaient en même temps un vice de prononciation ; » ils louchaient presque toujours d'une manière con» vulsive certains jours plutôt que d'autres, ce qui » avait aussi lieu pour le bégaiement ; la difficulté mo» mentanée, ou même l'impossibilité complète de pro» noncer certaines consonnes, syllabes ou mots, variait » ainsi que leur maladresse dans l'emploi mécanique » qu'ils faisaient de leur langue dans certaines circon» stances. Comme je pensais que le dérangement dans » le mécanisme du langage qui produit le bégaiement » avait une cause dynamique, et que je le regardais » comme un état spasmodique des voies aériennes qui » résidait surtout dans la glotte, et qui se communiquait » à la langue, aux muscles du visage, et même au cou, » je devais aussi croire qu'en interrompant l'innerva» tion dans les organes musculaires qui participaient » à cet état anomal, je parviendrais par là à le modifier » et à le faire cesser complétement.

» C'est par cette raison que la section transversale » de toute la musculature de la langue me parut une » entreprise digne d'être tentée, et que je pensai que » je réussirais, comme on réussit à guérir un grand » nombre de maux spasmodiques, en pratiquant la

» section transversale des muscles » (*Gazette des hôpitaux*, 16 *mars* 1841.)

Dans ce peu de lignes, l'opinion du chirurgien de Berlin sur la cause de la maladie est clairement exprimée ; pour lui c'est un état spasmodique, une innervation vicieuse des muscles de la glotte, communiquée à ceux de la langue, semblable à celle qui a lieu dans le strabisme spasmodique et qu'on doit guérir en y appliquant les mêmes moyens. La conclusion est logique ; aussi ne le voit-on pas agir sur un seul muscle, mais bien sur toute la musculature de la langue, que ce soit la méthode par excision ou par simple incision qu'il emploie. En effet, M. le professeur Muller, en faisant l'examen anatomique de la portion de langue excisée, que M. Velpeau a comparée à une tranche de melon, a trouvé qu'elle était formée en grande partie par le muscle génio-glosse puis par le stylo et l'hypo-glosse (muscles latéraux).

L'opération de Dieffenbach doit raccourcir la langue et ne semble donc pas avoir pour but de donner plus de liberté à sa pointe et de faciliter son application au palais, et cependant c'est ce qui a lieu.

Dans toutes *les opérations françaises*, où l'on a coupé les muscles génio-glosses, on a pensé que le bégaiement tenait à la rétraction spasmodique de ces muscles, qui gênaient alors les mouvements de la langue et empêchaient sa pointe de se porter au palais, et en les coupant on a eu pour but de les allonger, et par suite de rendre les mouvements de la langue plus faciles.

Ainsi, comme on le voit, les opérations allemandes et les opérations françaises diffèrent totalement, en apparence du moins, et sous le rapport de la cause à laquelle on attribue le bégaiement et sous le rapport des moyens d'y remédier. Dieffenbach veut vaincre un spasme sans produire d'allongement, puisqu'il fait une suture qui rapproche les parties séparées; au contraire lorsqu'il enlève un coin de la langue il produit son raccourcissement, ce qui lui paraît une condition indispensable pour obtenir la guérison. Chez nous on veut aussi vaincre un spasme, mais en produisant un allongement.

Toutefois ces différences sont plus apparentes que réelles, car en enlevant un coin à la surface supérieure de la langue, ou bien en y faisant une incision transversale, il divise à peu près toutes les fibres des muscles génio-glosses; dès lors il se forme un vide entre leur insertion à la langue et à l'apophyse géni, vide qui doit être comblé par une substance de nouvelle formation plus longue que celle qu'elle est destinée à remplacer.

b. *Sous le rapport de la facilité d'exécution.* — Les opérations allemandes sont infiniment plus difficiles à exécuter que les opérations françaises. De l'aveu même de Dieffenbach, elles sont très difficiles, tandis que la division simple des génio-glosses est très facile.

c. *Sous le rapport des accidents et des dangers qui accompagnent les opérations.*—Les accidents et les dangers qui accompagnent les opérations de M. Dieffenbach sont grands : 1° L'*hémorrhagie est toujours abondante,* et on ne parvient à l'arrêter que par les points de suture. « Dans la section sous-cutanée, par exemple, où l'on » ne pose pas de points de suture, je pensai que l'hé» morrhagie serait difficile à arrêter, dit le chirurgien » de Berlin, puisqu'il n'était guère possible d'em» ployer la compression, et qu'une grande quantité de » sang risquait de s'accumuler dans la plaie sous-cu-

» tanée pratiquée dans les muscles de la langue; le »sang jaillit avec abondance des deux blessures laté» rales, comme s'il fût sorti d'un gros tronc artériel, » et la langue se tuméfia bientôt par la masse de sang « qui s'accumulait dans le vide produit par la section » sous-cutanée. » (*Loc. cit.*) Cet écoulement de sang peut être porté au point de déterminer la mort, comme cela est arrivé chez un de ses opérés, étudiant à Berlin.

Il est vrai que la section simple des génio-glosses par le procédé de M. Phillips est assez ordinairement suivie d'une hémorrhagie abondante ; il avoue avoir vu dans sa pratique des bègues perdre du sang pendant sept ou huit heures après l'opération, sans qu'il ait été possible d'arrêter cette perte (*Ténot.*, p. 385), et M. Guersant, chirurgien de l'hôpital des Enfants, a publié un fait d'hémorrhagie très opiniâtre dans lequel l'opération fut pratiquée par le procédé de M. Amussat. (*Gazette des hôpit.*, 17 avril 1841.) Ce fait a trait à un enfant de douze ans chez lequel l'écoulement sanguin ne put céder à l'emploi du fer rouge plusieurs fois répété, et ne s'arrêta que sous l'influence de l'eau de Brochiéri et des astringents les plus énergiques. Mais on accordera aussi que le fait cité par M. Guersant doit être considéré comme tout-à-fait exceptionnel, puisque la constitution de cet enfant était éminemment hémorrhagique, et que chez lui une blessure quelconque eût probablement donné lieu à une hémorrhagie aussi opiniâtre, puisqu'il a été plusieurs fois atteint d'épistaxis dans lesquelles il a perdu une énorme quantité de sang. Un fait de cette nature ne saurait pas plus empêcher de pratiquer la section des génio-glosses, que la crainte du tétanos n'empêche de pratiquer des incisions lorsqu'elles sont nécessaires.

On peut dire en thèse générale que la division des génio-glosses près des apophyses géni n'est presque jamais suivie d'hémorrhagie qui soit difficile à arrêter et qui puisse inquiéter. Pour mon compte, j'ai pratiqué cette division vingt-neuf fois, et il n'y a qu'un seul cas où j'ai vu survenir, trois jours après avoir coupé le filet et divisé profondément les fibres de ces muscles, au moment où ils entrent dans la langue, une hémorrhagie consécutive qui durait depuis trois ou quatre heures, et nécessita pour être arrêtée l'emploi du stylet rougi au feu; mais les muscles, comme on le voit, n'avaient pas été coupés à leur sommet. Dans un autre cas où j'avais coupé les génio-glosses à leur insertion génienne, il s'écoula environ vingt onces de sang; cet écoulement fut suivi d'une syncope qui dura long-temps, nécessita l'extension de l'opéré sur un plan horizontal, et les aspersions d'eau froide sur la face; mais cet accident n'eut aucune suite fâcheuse, puisque le malade dormit bien pendant la nuit et put se lever le lendemain.

2° *Après l'hémorrhagie.* Dieffenbach a signalé comme possibles dans ces opérations, des accidents formidables qui ne se manifestent pas dans les opérations françaises. « L'importance d'une si grande opération, » dit-il, les dangers qui peuvent en résulter, la perte » de la langue par la gangrène, ou par une trop forte » suppuration, ou même par la maladresse d'un assis» tant qui peut facilement la déchirer, sont autant de » considérations qui demandent à être mûrement pe» sées, et qui, jointes à la difficulté qu'elles présentent, » empêcheront des opérateurs peu exercés de vouloir » la tenter. » (*Gazette des hôpitaux*, 18 mars 1841.)

3° *Sous le rapport des résultats.* — Il est vrai qu'à part les graves dangers qui peuvent se manifester, M. Dieffenbach ajoute plus loin : « Dans ces derniers » jours j'ai opéré quatorze bègues en enlevant une » pièce triangulaire dans la langue, et chez tous le bé- » gaiement a entièrement cessé. » (*Id.*)

Si des résultats aussi beaux s'étaient soutenus, ce que nous ne pouvons apprécier en France, puisque le chirurgien de Berlin ne nous a rien fait connaître depuis le mois de mars dernier, époque à laquelle une grande partie de ses opérations étaient de trop fraîche date pour être sainement jugées, ils seraient infiniment plus beaux que ceux fournis par l'opération française. Je ne serais point étonné cependant que les succès fournis par l'opération allemande, à part les accidents qui peuvent l'accompagner, fussent plus nombreux que ceux fournis par la nôtre, attendu que M. Dieffenbach agit sur presque tous les muscles de la langue en même temps, tandis que nous, nous n'agissons que sur un seul de ses muscles. N'est-il pas en effet évident pour tout le monde que les muscles stylo-glosse, hyo-glosse, glosso-staphylin, lingual, et que les fibres propres de la langue elle-même peuvent devenir le siége d'une contraction spasmodique comme le génio-glosse, et gêner la langue dans l'articulation et dans la prononciation des mots, et que conséquemment celui qui en coupera le plus grand nombre aura aussi le plus de chances de réussites ?

Ainsi donc, je dirai en me résumant que si l'opération allemande était moins difficile, moins dangereuse qu'elle paraît l'être et qu'on le dit, et que si les résultats nous étaient plus connus, on devrait la préférer à l'opération française, parce qu'elle offre plus de chances de succès; mais que, dans l'incertitude, il faut s'en tenir à la section pure et simple des génio-glosses à leur insertion à l'apophyse géni. C'est aussi celle qui est généralement adoptée en France.

§ V. Les reproches qu'on a faits à cette opération sont-ils fondés?

Comme dans ces derniers temps il s'est manifesté contre elle un espèce de revirement défavorable dans l'esprit des chirurgiens de Paris, il me paraît nécessaire d'examiner à quoi peut tenir ce changement subit.

On lui a reproché de donner lieu à des accidents graves, tels que syncopes, hémorrhagies, gonflement des parties sous-jacentes à la langue capable de produire la suffocation, abcès développés sous le menton et dans le cou, la mort elle-même; et puis enfin par-dessus tout de ne pas guérir, et partant d'être inutile.

Voyons si ces reproches sont fondés, et si, dans le cas où ils le seraient, ils ne méritent pas plutôt d'être adressés à l'opérateur qu'à l'opération.

1° *Syncopes.*—Je l'ai vue se manifester deux fois sur vingt-neuf; la première fois elle survint chez une femme qui n'avait pas perdu une once de sang, et la seconde fois chez M. Guerlepied de Bergerac, après un écoulement de vingt onces de sang. Ce n'est point en général à la perte du sang que paraît dû cet accident, l'émotion et la douleur peuvent l'amener; mais M. Amussat pense que le plus souvent il faut l'attribuer à ce que la respiration est un instant suspendue pendant l'opération, les malades étant obligés de tenir la bouche ouverte. Si cette remarque était vraie, il faudrait imiter M. Amussat, et permettre aux malades de respirer dans le cours de l'opération; si néanmoins elle survenait, on y remédierait en répandant quelques gouttes d'eau fraîche sur le visage et sur la poitrine du malade, et si cela ne suffisait pas, en l'étendant sur un plan horizontal, en chatouillant les narines, et en titillant la luette, afin d'exciter une forte inspiration.

2° *Hémorrhagie.* — Elle n'a que très rarement lieu par la section des génio-glosses derrière l'apophyse géni; l'examen anatomique des parties en rend suffisamment raison ; il n'y a en effet que des artères capillaires qui viennent se rendre en ce point. Le cas cité par M. Guersant est tout-à-fait exceptionnel ; le second cas cité par M. Amussat, son quatre-vingt-cinquième opéré, n'a eu qu'une hémorrhagie consécutive qui, jointe à l'abcès du menton, a fait succomber le malade dix-neuf jours après l'opération, et il est mort plutôt par suffocation que par perte de sang. A l'autopsie on a constaté qu'une petite artère venant de la sublinguale avait été ouverte du côté gauche, et que les hémorrhagies successives qui s'étaient déclarées avaient été fournies par ce vaisseau. On a constaté de plus que les poumons étaient adhérents dans toute leur étendue à la plèvre costale, et qu'à raison de ces adhérences anciennes qui diminuaient beaucoup la force expultrice des poumons, les mucosités épaisses et visqueuses sécrétées par les bronches n'avaient pu être chassées au-dehors, et avaient suffoqué le malade. (*Gazette des hôpitaux*, 1er juin 1841.)

Quiconque connaît la manière ou plutôt les diverses manières d'opérer de M. Amussat, cessera d'être étonné de cette hémorrhagie ; en effet, il agit presque toujours sur le filet, comme on le voit par le passage suivant : « L'incision en long et l'excision de la trame » du filet, ou mieux de l'aponévrose qui enveloppe et » qui sépare les muscles génio-glosses, a fourni les

» plus beaux résultats dans le plus grand nombre des » cas. Cette opération, bien faite et complète, doit suf- » fire. » (*Gazette des hôpitaux, loc. cit.*). Or, on sait que l'artère du filet qui vient de la sublinguale est assez volumineuse, et que toutes les fois qu'on agit sur le filet ou bien entre le filet et les canaux de Warton, on s'expose à la couper et à avoir des hémorrhagies assez abondantes; aussi ne suis-je point étonné que M. Amussat dise avoir eu souvent à combattre des hémorrhagies assez fortes (*loc. cit.*). Mais rien de semblable n'a lieu lorsqu'on agit immédiatement derrière la mâchoire. M. Baudens, qui ne coupe jamais les génio-glosses ailleurs, et qui a pratiqué l'opération vingt et une fois, dit à la page 114 de sa brochure : « Il s'écoule ordinairement fort peu » de sang; quand l'hémorrhagie persiste au-delà de » quelques minutes, rien n'est plus aisé que de l'arrêter.» M. Bonnet, de Lyon, qui a lui aussi coupé cinq fois les génio-glosses derrière l'apophyse géni par la méthode sous-cutanée, ne fait pas mention d'hémorrhagie redoutable (*Gazette des hôpitaux*, 1er avril). Je n'ai pas ouï dire non plus que M. Chaumet, de Bordeaux, qui a pratiqué plusieurs fois la division des génio-glosses derrière l'apophyse génie, pendant que j'y étais, ait éprouvé d'hémorrhagie. Sur les vingt-neuf opérations que j'ai pratiquées, vingt et une ont été faites par la section des génio-glosses à leur insertion derrière la mâchoire, et pas un des opérés n'a éprouvé d'hémorrhagie difficile à arrêter. Dans tous les cas, quelques injections faites dans la plaie avec une solution alumineuse plus ou moins concentrée, et quelques boulettes de charpie recouvertes de poudre de sulfate d'alumine, ont suffi pour faire cesser l'écoulement du sang.

D'après ces faits, on conviendra facilement avec moi que l'hémorrhagie n'est pas à redouter par l'emploi de ce procédé.

3° *Inflammation et abcès dans le tissu cellulaire de la paroi inférieure de la bouche, engorgements lymphatiques du cou.* — Sur 85 opérés, M. Amussat ne parle que de deux cas où des abcès se soient développés (*Gazette des hôpitaux*, loc. cit.). On en a bien encore cité quelques autres cas, mais fort peu nombreux comparativement au nombre des opérés. On parle en général d'un peu de gonflement pendant les premiers jours, et de quelques rares saignées ou applications de sangsues, nécessitées pour combattre l'inflammation.

Si une chose m'étonne, c'est que ces accidents n'arrivent pas plus souvent, d'après la manière dont la plupart des chirurgiens agissent avec leurs malades.

Une fois l'opération faite, si le malade articule bien les mots ou les phrases qu'il ne pouvait prononcer franchement auparavant, on lui dit : Allez, vous êtes guéri ; il vous suffira de vous gargariser avec telle ou telle chose ; et on ne le revoit plus ; ou bien si on lui dit de revenir, ce dernier est assez négligent pour ne pas le faire. Alors, qu'y a-t-il de surprenant de voir s'accumuler du pus dans un clapier dont l'orifice, au lieu d'occuper la partie la plus déclive, occupe la partie la plus élevée? Ne paraît-il pas plus naturel de le voir fuser de proche en proche en décollant le tissu cellulaire voisin, que de le voir sortir par en haut? C'est en vain qu'on fait gargariser le malade : le liquide du gargarisme ne pénètre pas dans le clapier qui est déjà plein ; et de la manière dont on a traité les malades, à Paris, je ne serais pas étonné que quelques uns eussent gardé le même pus dans ce foyer, ou un mélange d'ancien pus avec du pus nouvellement sécrété pendant tout le temps de la guérison. Est-il bien étonnant après cela que des liquides, altérés par leur long séjour dans le lieu malade, et dont l'odeur est infecte, donnent lieu à des abcès et à des engorgements lymphatiques? Est-il bien surprenant qu'une plaie aussi profonde dans une région si riche en tissu cellulaire, en vaisseaux sanguins, en lymphatiques et en nerfs, devienne le siége d'une inflammation plus ou moins violente? Eh bien, qu'on soigne les malades convenablement et l'on évitera tout cela. Pour moi, j'avoue que je n'ai jamais vu sans inquiétude un bègue que j'avais opéré cesser de venir me voir dès le lendemain de l'opération, parce que je sais qu'il peut survenir de graves accidents aux opérés lorsqu'ils ne reçoivent pas de soins consécutifs, tandis que par des soins on les prévient tous, et l'on rend l'opération très bénigne. Bien plus, l'opération sans soins consécutifs est très souvent inutile, et il n'est pas rare de voir des bègues parler plus mal qu'avant, ce qui tient à ce que la cicatrice se fait d'une manière vicieuse. Aussi tout bègue qui se présente à moi pour l'opérer, je commence, après m'être assuré de son état, par lui demander s'il veut rester dix à douze jours avec moi; dans ce cas, je l'opère, sinon je n'accepte pas la responsabilité de l'opération.

La section des génio-glosses, comme on le voit, n'est donc pas une de ces opérations qu'on puisse pratiquer à tout allant et à tout venant; c'est une opération qui veut être réglée, qui exigera même quelques préparations avant, et des soins consécutifs pendant dix à quinze jours après.

4° *La mort.* — Il est vrai que M. Amussat a perdu un de ses opérés, mais c'est le seul cas de mort qui soit parvenu à ma connaissance (je ne parle pas de l'opération de M. Dieffenbach); encore, d'après l'extrait de l'observation que j'ai donné, s'est-il rencontré d'autres causes capables par elles-mêmes d'amener la mort. Mais qu'importe? admettons que l'opération ait été la cause déterminante: c'est un cas funeste sur au moins 200 opérations qui ont été pratiquées par la méthode française. Je sais bien qu'on va me dire: C'est encore trop; on ne doit pas mourir quand il s'agit d'une opération de complaisance; et puis vous ne comptez pas les souffrances qu'un grand nombre ont endurées pour obtenir peu de chose ou même rien du tout. Oui, je conviens qu'on ne doit pas mourir pour une opération dont on peut se dispenser; mais on conviendra aussi avec moi que si l'on eût agi de manière à prévenir la formation des abcès, que si l'on eût enfin soigné le malade comme je les soigne ordinairement, que si l'on eût fait l'opération derrière la mâchoire au lieu de la faire sur le filet, le malade ne serait peut-être pas mort, et l'on m'accordera que l'on voit se développer des phlegmons épouvantables chez certains individus à la suite d'une simple piqûre qui chez un autre n'eût rien déterminé. Je me rappelle à ce sujet avoir vu chez M. Velpeau, à la Charité, en 1835, un homme qui, pour s'être introduit dans le pouce un petit éclat de bois qui fut extrait, eut un phlegmon qui gagna la main et l'avant-bras, et produisit des désordres si graves, qu'il nécessita l'amputation, qui amena la mort. La saignée elle-même est quelquefois suivie d'accidents formidables et d'une terminaison funeste; faut-il à cause de cela ne jamais la pratiquer? On a vu quelquefois l'extirpation de loupes sur la tête être suivie de la mort, cependant on peut vivre avec une loupe : est-ce qu'on refuse de les extirper? Je pourrais multiplier les citations à l'infini, mais cela serait inutile. Ah! si c'était une opération comme celle qui consiste à redresser brusquement les membres, et capable de produire 2 ou 3 morts sur 20 cas, je vous donnerais raison, et cent mille fois raison; mais il n'en est pas ainsi; la mort, dans la génio-glossotomie, est une très rare exception. En définitive cependant, si vous persistez à la trouver dangereuse, vous avez à votre disposition la méthode de M. Bonnet (de Lyon), qui n'est pas dangereuse et qui vous mènera au même but.

5° *Enfin l'argument le plus fort est celui-ci. Cette opération ne guérit pas, et partant elle est inutile, absurde.* — La conclusion serait juste si les prémisses l'étaient; mais comme elles sont fausses, la conclusion l'est aussi. Pourquoi? parce qu'il y a des faits authentiques de guérison; vous les expliquerez par une modification dans le système nerveux plutôt que par un allongement des puissances motrices de la langue; cela sera comme vous voudrez, peu m'importe; il n'en est pas moins vrai que ces guérisons résultent de l'opération; c'est un fait, vous ne pouvez pas le nier, partant elle n'est pas inutile, elle ne doit pas être rejetée plus que le quinquina de la thérapeutique des fièvres intermittentes. Savez-vous comment il agit; savez-vous où il va, ce qu'il devient, dans quelles combinaisons nouvelles il rentre? Non, certainement; vous vous contentez des faits, des résultats, et vous ne voulez pas vous en contenter pour la section des génio-glosses, mais c'est votre exigence qui est absurde et non pas l'opération. L'opération guérit assez souvent d'une manière complète et permanente; plus souvent elle produit une grande amélioration, et l'on peut considérer comme exceptionnels les cas où elle n'en produit aucune. *Maintenant où sont les faits?* M. Amussat a consigné trois faits de guérison complète dans la *Gazette des hôpitaux* du 4 mai 1841, et trois autres dans le numéro du 1er juin. Je crois aux trois derniers parce qu'à l'époque de leur publication l'opération datait de plus d'un mois. M. Velpeau en a consigné un dans le numéro du 8 avril, dans lequel l'opéré, qui bégayait d'abord horriblement, était complétement guéri quinze jours après et ne bégayait plus du tout.

MM. Baudens et Phillips en ont également cité, et je puis en fournir sept sur vingt-huit opérations.

Les deux premiers ont déjà été cités dans la *Gazette des hôpitaux* du 29 avril. Depuis j'ai appris que chez eux le succès s'était soutenu.

Premier fait. — Fleuret, âgé de quatre ans, demeurant à Montignac (Dordogne), avait la langue très courte; le filet s'avançait presque jusqu'à sa pointe; il ne put jamais dire: « J'ai quatre ans. — Quatre capucins accusés d'avoir volé. » Le 21 mars, je coupai le filet et 4 à 5 lignes des muscles génio-glosses, à leur entrée dans la langue; alors il prononça très bien les phrases précédentes. Il n'a reçu aucuns soins consécutifs, n'a éprouvé aucun accident, et a continué à parler très bien depuis.

Deuxième fait. — Françoise Laroche, vingt-quatre ans, d'Autone, près Périgueux, bégayait considérablement. Elle ne put dire qu'avec de grandes difficultés: « Caporal, hors la garde. — Kakoski, colonel des Cosaques. » Je pratiquai, le 25 mars, la section complète des génio-glosses à leur insertion génienne; alors elle sentit que la langue était déliée, et put prononcer sans difficulté les phrases précédentes. Je lui donnai des soins jusqu'au

4 avril. Elle continua à bien parler, et depuis la guérison ne s'est pas démentie, ainsi que me l'a écrit le docteur Parrot, qui avait assisté à l'opération avec M. le docteur Durieux.

Troisième fait. — Hugues, âgé de quinze ans, petit-fils de M. Godefroy, ancien payeur-général, bégayait beaucoup sur les lettres *m, n, l, k, c, q*. Il ne pouvait dire : « Hugues. — Kakoski, colonel des Cosaques. — Il n'est rien que Nanine n'honore. — Maman m'a mandé, etc. » La pointe de la langue ne pouvait toucher la voûte palatine; sa pointe était très courte, et le frein, ainsi que les muscles génio-glosses étaient très durs. La simple section de la muqueuse produisit une grande amélioration, et la section des génio-glosses, à leur racine détermina la cessation complète du bégaiement. L'opération fut faite, le 24 avril, à Bordeaux, en présence de MM. Durieux et Rousset, médecins, et le jeune homme demeure Fossés-des-Tanneurs, 35. Voici ce que M. Rousset m'écrivait le 26 mai, trente-deux jours après l'opération : « M. Hugues » va toujours très bien; on dirait (m'a dit son grand-père, » que j'ai été voir exprès) qu'il n'a jamais été bègue. » Je pourrais rapporter une lettre de remerciements que j'ai reçue du grand-père, mais cela serait trop long.

Quatrième fait. — M. Rougier, âgé de quatorze ans, fils d'un notaire de Bergerac, bégayait surtout en lisant, et au commencement des phrases commençant par *k, c, q, g, l, p*. Lorsqu'il parlait, la langue restait fixée dans la paroi inférieure de la bouche; sa pointe était courte, ne pouvait toucher la voûte palatine. Lorsqu'il l'élevait, le frein et les muscles génio-glosses étaient durs et tendus; elle ne pouvait pas aller au-delà de la moitié de la lèvre supérieure. Il fut opéré à Bordeaux le 19 avril, en présence de M. le docteur Durieux, par la division des génio-glosses à leur racine; il s'écoula peu de sang. Immédiatement après la parole devint facile, il put lire et parler sans hésiter et sans bégayer. Il a reçu huit jours de soins, et n'a éprouvé aucun accident.

Le 11 mai, je reçus de madame Rougier la lettre suivante, datée du 10 : « Monsieur, nous sommes toujours » très satisfaits de l'opération que vous avez faite à notre » enfant; jusqu'à présent il lit très bien, parle bien, mais » très peu par habitude. Je n'oublie pas vos obligeantes » recommandations; vous savez si je tiens à ce qu'il ait » retrouvé par votre talent le libre usage de la parole, etc. » Une autre lettre du mois de juin m'annonce que la guérison s'est soutenue.

Cinquième fait. — Mademoiselle Lucie Für, dix-huit ans, rue de la Prévôté, 9, à Bordeaux, bégayait sur les *k*, *c*, *q*, etc.; j'eus cependant de la peine à l'entendre bégayer; devant moi elle parlait bien. Je ne me déterminai à l'opérer que sur ses instantes prières et sur celles de sa mère, de sa tante et d'autres personnes de sa connaissance, qui m'affirmèrent que par moment elle bégayait horriblement, et qu'elle devenait pourpre sans pouvoir dire ce qu'elle voulait.

Les muscles génio-glosses étaient très forts et très courts, et le filet était tendu lorsqu'elle levait la langue vers la voûte palatine, et sa pointe était bien loin de pouvoir la toucher.

Je ne concevrais pas que cette demoiselle se fût soumise à une opération que je lui représentai comme douloureuse et non sans danger si elle n'eût pas été bègue. Opérée le 28 avril par la section des muscles à l'apophyse géni, elle perdit 20 à 25 onces de sang, eut huit jours de soins, et n'éprouva aucun autre accident.

Dans sa lettre du 26 mai, M. Rousset me dit: « Mademoiselle Für a ajouté à sa beauté, depuis l'opération, une » langue libre, qui peut se mouvoir dans tous les sens, et » répond à tout sans embarras et sans hésitation. »

Sixième fait. — Une jeune enfant de Libourne, âgée de quatre ans, qui ne pouvait pas prononcer sans bégayer la phrase « J'aime beaucoup madame Constant, » et plusieurs autres, et qui avait la langue très courte, le filet et les muscles génio-glosses très courts, fut opérée, le 13 mai

1841, par la section du filet, qui ne produisit pas d'amélioration, et par la division des génio-glosses, à leur sommet, ce qui détruisit la difficulté de parler. L'opération fut pratiquée en présence de MM. les docteurs Monlon, Sauvages et Vitrac. Ce dernier m'écrit, en date du 26 juin : « La petite » de la fermière de madame Constant, enfant de quatre ans, » qui était bègue à un si haut degré, a obtenu un succès » complet. J'ai vu hier sa mère, qui m'a affirmé que son » enfant n'avait pas bégayé sur un seul mot depuis plus » de vingt jours. » S'il en était autrement, on sait que les parents ne manqueraient pas de le dire.

Septième fait. — Le nommé Panier Gabarier, au port de l'Houmeau, à Angoulême, âgé de trente-huit ans, était extrêmement bègue; il ne pouvait prononcer, sans faire des grimaces horribles, les phrases : « Je connais Kakoski, colonel des Cosaques. — Caporal, hors la garde. — Maman m'a mandé chez M. Mamou. » Sa langue était très courte, ne pouvait aller au-delà de la moitié de la lèvre supérieure, et toucher, à beaucoup près, la voûte palatine, les muscles génio-glosses étaient très forts et très courts. Il fut opéré le 5 juin ; immédiatement après, il put prononcer toutes les phrases précédentes, et dit de lui-même, *je ne peux pas cracher*. Comme c'est le seul que j'aie opéré à Angoulême, tous les médecins de la ville ont assisté à l'opération et ont pu constater le changement soudain qui s'est manifesté. Bien que cet homme fût très fort et très sanguin, grâce aux soins que je lui ai donnés pendant dix jours, il n'a éprouvé aucun accident grave. Comme il était très causeur, on m'annonce, par une lettre du 6 juillet, qu'il parlait parfaitement bien. Une autre lettre du 10 juillet, du docteur Gigon, me confirme le fait.

Et encore, sur les vingt-huit faits dont je parle, il en est près de la moitié sur lesquels je n'ai pu me procurer de renseignements subséquents. Et dans cette moitié, il est probable qu'il y a plusieurs guérisons complètes ; car plusieurs ont bien parlé immédiatement après l'opération, et chez quelques uns le succès s'est soutenu jusqu'au moment où je les ai perdus de vue, c'est-à-dire huit et dix jours.

Sur onze bègues que j'ai opérés à Bordeaux, il y en a huit dont j'ai reçu des nouvelles par M. Rousset. Sur ces huit, trois ont été guéris : ce sont M. Hugues, mademoiselle Für et M. Rougier, de Bergerac. Trois ont éprouvé beaucoup d'amélioration : l'un est M. *Jules Daubin*, pensionnaire du petit-séminaire. Quelques médecins de Bordeaux ont dit sottement et méchamment que l'opération l'avait rendu muet, comme si la section des génio-glosses pouvait amener le mutisme. « Mais c'est un mensonge, m'écrit M. Rousset; je viens » du séminaire, et le directeur et les camarades de » M. Daubin m'ont dit qu'il y avait beaucoup d'amé» lioration; lui-même est content de l'opération. Les » autres sont le nommé Hippolyte Martin, âgé de onze » ans, et le nommé Giraud, portefaix. » — Et enfin deux n'ont éprouvé aucune amélioration; l'un est le nommé Fricout, distillateur, qui avait déjà été traité par M. Colombat (de l'Isère) sans résultat. Ce garçon-là avait pourtant tous les signes qui peuvent engager à faire la section des génio-glosses, savoir une langue très courte allant à peine à la moitié de la lèvre supérieure, laissant entre elle et la voûte palatine un grand intervalle, lorsqu'il en élevait la pointe, et ayant le filet et les muscles génio-glosses très courts et très durs. L'opération a pourtant été complète ainsi que le succès immédiat, puisqu'il étonna pendant les premiers jours qui suivirent tous ceux qui le connaissaient. Pourquoi ce résultat immédiat ne s'est-il pas soutenu? Je soupçonne que la cicatrice s'est mal faite, parce que ce malade n'est pas venu me voir régulièrement. Toutefois, il faut noter que l'opération a complétement détruit les grimaces horribles dont il accompagnait son langage. L'autre est mademoiselle Dufour, âgée de onze ans, qui n'a reçu aucuns soins consécutifs.

Sur 14 bègues que j'ai opérés à Périgueux, je n'ai eu de renseignements que sur 5. Deux, Françoise Laroche et Fleuret, ont été guéris complétement; un le nomme Blanchard, huissier du cabinet du préfet, a obtenu une grande amélioration, et deux, les nommés Kintzel, âgé de vingt-deux ans, et Fergout Boisset, prétendent être comme avant l'opération.

Sur 3 opérés à Libourne, un a été guéri complétement, un a éprouvé une grande amélioration et un rien du tout; mais ce dernier n'était pas un bègue à proprement parler, c'était un hussard qui depuis qu'il était au régiment n'avait jamais parlé; je l'ai opéré plutôt par complaisance qu'autrement, et parce que j'ai trouvé chez lui quelques uns des signes qui annoncent une rétraction des génio-glosses.

Enfin, à Angoulême, je n'ai opéré que le nommé Panier, chez lequel l'opération a bien réussi. Ainsi cela fait en tout 17 cas sur lesquels je me suis procuré des renseignements. Sur ces 17 opérés, 7 ont été complétement guéris, 5 améliorés, et 5 n'ont obtenu aucun résultat.

§ VI. Conclusion sur la section des génio-glosses.

Je le demande maintenant à tout homme de bonne foi, et qui veut voir et juger les faits sans partialité, est-il possible de rejeter et de considérer comme absurde une opération qui 12 fois sur 17 produit des résultats satisfaisants et sans danger pour les malades?

§ VII. Cause du bégaiement.

Maintenant, avec les données précédentes, peut-on

assigner une cause au bégaiement? Peut-on dire, par exemple, qu'il tient à la rétraction spasmodique de quelques uns des muscles de la langue, ou que c'est une affection nerveuse, mot vague et vide de sens, qui équivaut à je ne sais pas, et que les médecins sont trop heureux d'avoir pour cacher leur ignorance? ou bien est-ce à une maladresse de la langue, au défaut de savoir s'en servir, qu'il faut attribuer ce vice de la parole? Mais alors pourquoi une simple division musculaire lui rend-elle instantanément, dans beaucoup de cas, l'habileté nécessaire pour parler sans hésitation? On me répondra : Pourquoi aussi, dans d'autres cas, cette opération ne lui rend-elle cette faculté qu'à moitié, ou pas du tout? A cela je répondrai qu'en coupant les muscles génio-glosses on ne coupe pas tous les muscles de la langue, et que, dans un grand nombre de cas, il peut se faire que le stylo-glosse, le lingual, l'hyo-glosse ou le glosso-staphylin soient les agents du vice de la parole, ensemble ou séparément. Et pourquoi n'en serait-il pas ainsi? Pourquoi n'admettrait-on pas que les convulsions qui accompagnent fréquemment la première dentition peuvent porter leur action sur les muscles de la langue comme elles la portent sur les muscles de l'œil? Quand on voit la langue devenir si souvent le siége de la paralysie, comparativement aux autres parties du corps, dans les attaques d'apoplexie, j'avoue que je ne vois pas pourquoi les attaques de convulsion l'épargneraient de préférence à tout autre organe. Les nombreux succès de Dieffenbach, qui coupe toute sa musculature, comparativement aux nôtres, tendraient à confirmer cette manière de voir.

§ VIII. Indications et contre-indications.

Y a-t-il des indications et des contre-indications? Les indications signalées par MM. Amussat, Dieffenbach, Baudens, et celles que j'ai observées, sont les suivantes :

1° Légère déviation de la langue à droite ou à gauche, lorsqu'on leur fait sortir la langue de la bouche. — 2° Impossibilité de porter la pointe de la langue jusque sur le nez, ou sur la rainure mento-labiale, ou jusqu'à la voûte palatine, lorsqu'on dit au bègue de la porter vers ces divers points. — 3° Développement remarquable des muscles génio-glosses à leur insertion aux apophyses géni, développement aisé à constater en faisant porter la langue vers le palais. — 4° Agitation spasmodique de la langue pendant l'acte de la phonation. Celle-ci se porte dans ce moment dans la cavité buccale, sans frapper de sa pointe la voûte du palais. Les bègues parlent la bouche entr'ouverte toujours au même degré ; il semble que leur mâchoire inférieure soit immobile dans la crainte de pincer la langue, qui s'étale et se porte convulsivement sous les arcades dentaires. — 5° Souvent le filet est fort dur, et arrive jusque près de la pointe de la langue. — 6° Chez quelques bègues, la langue semble collée dans la paroi inférieure de la bouche, et n'exerce que très peu de mouvements.

Ces signes ne sont point tous illusoires, quoi qu'en ait dit un auteur récent, lorsqu'ils existent avec le bégaiement, et ils l'accompagnent très souvent. Mais ils ne sont pas toujours réunis. Ainsi quelques bègues, ceux qui ont les autres muscles bien développés, ont des génio-glosses qui partagent le développement du système général, et le filet très fort. Chez eux, le corps de la langue est souvent très long et très gros, et la pointe peut facilement se porter au nez et à la voûte palatine. C'est ainsi qu'était Françoise Laroche, qui a été guérie par l'opération. Toutefois, si j'observais ces signes chez un individu, sans savoir qu'il bégaie, je n'oserais pas, et personne n'oserait affirmer qu'il doit nécessairement bégayer. Beaucoup d'entre eux ont peu de valeur. Ainsi, l'impossibilité de porter la langue au nez et à la voûte palatine est à peu près insignifiante. M. le docteur Durieux avait la langue très courte; il ne pouvait, à beaucoup près, toucher la voûte palatine avec, et pourtant il était loin de bégayer. Mais l'examen des muscles génio-glosses démontra qu'ils étaient fort grêles et très souples. Quoiqu'une pièce d'anatomie pathologique envoyée par M. Bégin à M. Amussat ait démontré qu'un côté de la langue était beaucoup plus bombé que l'autre chez un soldat qui avait été bègue, il n'en est pas moins vrai que le plus souvent la déviation de la langue n'existe pas. Le caractère auquel j'attache le plus d'importance est le volume et la dureté des génio-glosses et du frein, et son prolongement vers la pointe de la langue. On pourra dire, si l'on veut, que le développement des génio-glosses n'est pas une indication précise, parce qu'ayant opéré dans des cas semblables on n'aura pas obtenu de succès; mais on pourra répondre à ces personnes que peut-être elles n'avaient pas coupé tout le muscle, qu'elles n'ont pas pris soin d'éviter une réunion immédiate, ou bien encore que les génio-glosses n'étaient pas seuls la cause du bégaiement.

Maintenant l'absence de ce signe est-elle une contre-indication à la section des génio-glosses? Je le crois, parce que j'ai opéré deux jeunes filles à Bordeaux, l'une de douze ans, et l'autre de treize, chez qui l'opération n'a pas eu de succès, bien que le filet et les muscles aient été coupés, et que, dans mes notes, je ne trouve aucune remarque sur le volume anormal de ces muscles, mais seulement le filet dur, se prolongeant vers la pointe qu'il est impossible de porter à la voûte palatine. Toutefois je ne puis rien certifier à cet égard. Pour se prononcer, il faudrait opérer des bègues présentant cet état des génio-glosses, et d'autres ne le présentant pas, et tenir compte des résultats.

M. Phillips prétend que, « si le bégaiement porte » sur l'*h*, le *k*, l'*m*, l'opération est impuissante, et qu'il » n'a pu jusqu'à ce jour apprécier le plus léger change- » ment sur ces lettres après l'opération. » (*Ténotomie*, p. 355.) Contrairement à cette opinion, je puis citer M. Hugues, troisième observation, qui, pour prononcer son nom qui commence par un H, disait Hu Hu Hugues, et ne pouvait articuler franchement Kakoski, colonel des Cosaques, — et maman m'a mandé, etc., où il ne manque ni de *k* ni d'*m*. Eh bien! après l'opération, il l'a dit franchement, et a toujours continué à bien parler depuis. M. Phillips aura, sans doute, mal observé, et quoique je n'aie nullement envie de faire ici la critique de son ouvrage, j'ose dire que ce n'est pas le seul passage de son livre qui tende à prouver qu'il a porté un jugement tout-à-fait faux et prématuré sur une foule de questions; et, pour ne pas sortir du bégaiement, je dirai que sa manière de s'exprimer sur les dangers de l'opération, sur ses suites et sur ses résultats, sont d'une étonnante partialité. C'est se moquer du monde que de venir dire que sur 100 individus qui parlent mal il n'y en a que 5 qui bégaient réellement et qui sont aptes à être opérés, et que les 95 autres parlent mal, soit parce qu'ils ferment la bouche en voulant parler, soit parce qu'ils ne respirent pas, etc.; que ce sont autant de *modifications qu'il faut savoir apprécier*, et que cependant ce sont autant de cas que M. Amussat opère. A ce compte, M. Amussat n'aurait pas encore opéré 5 bègues réels, puisqu'il n'a opéré que 85 individus. Et M. Phillips, combien en a-t-il opéré? A supposer que 100 personnes qui parlent mal soient venues le consulter, cela ferait 5. En vérité, il faut que M. Phillips prenne les chirurgiens de Paris pour des imbéciles, pour supposer qu'ils ne savent pas distinguer les individus qui bégaient réellement de ceux qui parlent mal. Et je veux admettre encore qu'on ait pratiqué l'opération chez des individus qui parlaient mal; pour tenter de les guérir de leur vice de la parole, quel mal y aurait-il? N'a-t-on pas tenté la division des muscles de l'œil pour guérir les mouvements spasmodiques de cet organe? Personne n'a pourtant dit que ce fût une bêtise : pourquoi? parce qu'on a réussi.

§ IX. Soins à donner aux malades et suites de l'opération.

A. *Avant l'opération.* — Je crois qu'on fera bien à l'avenir de préparer les bègues à l'opération deux ou trois jours à l'avance en leur retranchant une partie de leurs aliments, en les condamnant au repos et en leur donnant un laxatif la veille.

B. *Pendant l'opération.* — J'incise d'abord la muqueuse derrière les gencives, les muscles génio-glosses apparaissent à travers cette ouverture; alors, en refoulant la langue en arrière avec la plaque d'une sonde cannelée, il est facile de les tendre, de les comprendre entre les deux lames de forts ciseaux coudés à angle droit qu'on introduit à un pouce de profondeur à travers l'ouverture faite à la muqueuse, et enfin de les couper. Cette section étant faite, on laisse cracher le malade et on lui fait rincer la bouche avec de l'eau alumineuse, puis on introduit le petit doigt dans la plaie pour voir s'il n'y aurait pas quelques fibres qui auraient échappé à l'action des ciseaux; s'il y en a, on les coupe. Si, en faisant élever le menton, les génio-hyoïdiens sont très tendus et attirent fortement l'os hyoïde en haut, je les coupe, soit avec les mêmes ciseaux, soit avec un bistouri boutonné. Je ferai remarquer que leur division donne quelquefois lieu à un écoulement de sang assez abondant.

C. *Après l'opération.* — Je fais gargariser l'opéré avec de l'eau alumineuse très froide et plus ou moins concentrée (j'emploie depuis 4 jusqu'à 8 grammes d'alun par verre d'eau), jusqu'à ce qu'il ne crache plus de sang; je fais même des injections avec ce liquide dans la plaie, et puis j'introduis dedans un bourdonnet de charpie enduit de poudre alumineuse; je fais ensuite appliquer sous le cou un cataplasme de farine de lin, à peine tiède, que je prescris d'arroser d'une bonne cuillerée à soupe de laudanum, et j'ordonne de boire trois à quatre cuillerées d'une potion calmante. Le malade trouve que sa langue est déliée, mais il se plaint de ne pouvoir ni avaler, ni cracher.

A dater du lendemain, la paroi inférieure de la bouche devient douloureuse et commence à se gonfler. L'opéré salive plus que d'habitude, ce qui tient à l'irritation des glandes salivaires. Le surlendemain, tous ces symptômes augmentent; il survient de la fièvre, la bouche devient pâteuse et mauvaise, exhale une odeur infecte; la langue se couvre d'une couche épaisse de mucosités noirâtres et gluantes; il y a impossibilité d'avaler autre chose que quelques cuillerées de tisane, et plus de difficultés à parler qu'après l'opération ; la plaie commence à suppurer, la salivation et la fièvre durent jusqu'au sixième jour ; à dater de ce moment la langue se nettoie, le malade peut avaler du bouillon, du chocolat, de la bouillie, quelques potages, mais il parle assez mal, à cause du gonflement sublingual et de la douleur qui se manifeste dans la cicatrice qui s'opère. A mesure qu'il s'éloigne du moment de l'opération, tous ces symptômes diminuent, la suppuration est moins forte; elle est tarie au dixième, douzième ou quinzième jour, et à dater du huitième, à mesure que le gonflement sublingual diminue, la prononciation devient plus nette, le malade bagaie peu ou pas du tout, surtout s'il a la précaution de respirer et d'élever la pointe de la langue vers le palais avant de parler. Dans les cas où, après que le nodus est formé, le malade ne bégaie plus ou bégaie moins qu'avant, il est probable que la guérison ou l'amélioration se soutiendra, parce que les muscles, le tissu cellulaire, la muqueuse et enfin toutes les parties sous-jacentes à la langue qui avaient contracté des adhérences et étaient devenus durs à la suite de l'inflammation se dégagent, s'isolent et reprennent peu à peu leur souplesse et leur élasticité naturelles. Aussi, toutes les fois que j'ai vu mes opérés parler bien après le huitième jour, j'ai toujours eu bon espoir de voir l'amélioration augmenter, et je ne me suis pas trompé.

Depuis le moment de l'opération jusqu'au quinzième jour environ, voici comment je soigne mes malades : cataplasme laudanisé sous le menton, renouvelé toutes les deux heures, gargarisme avec l'eau alumineuse froide, légèrement chlorurée pendant les deux premiers jours.

Changement de la charpie placée dans la plaie tous les jours, et en même temps injections de 100 à 150 grammes d'eau alumineuse chlorurée dans le clapier pour le vider du pus qu'il contient; lavement émollient, limonade pour tisane. Après le deuxième jour, je remplace l'eau alumineuse froide par l'eau tiède chlorurée pour gargarisme. Vers le sixième jour, le malade commence à prendre quelques aliments. Vers le huitième, je le purge avec un laxatif, et je me borne à continuer les injections dans la plaie et à renouveler la charpie tous les jours. Les cataplasmes ne sont plus nécessaires. De cette façon, je n'ai jamais vu survenir d'accident; une seule fois j'ai été obligé d'appliquer quelques sangsues dont j'aurais même pu rigoureusement me dispenser.

Observation de hernie ou de sortie de la langue de la bouche, guérie par la section des génio-glosses et des génio-hyoïdiens.

Le nommé Dousset, demeurant à Bordeaux, rue du Beloye, 11, peintre en bâtiments, avait une langue qui paraissait si longue et si épaisse qu'elle ne pouvait pas se ranger dans sa bouche, et sortait de plus d'un pouce entre ses dents chaque fois qu'il voulait parler; cet état rendait son langage empâté et incompréhensible, et donnait à sa figure un aspect repoussant, qui le faisait passer pour un objet de dégoût, et l'empêchait de trouver de l'occupation, tant il se fatiguait et était fatigant pour les autres lorsqu'il parlait. — Lorsqu'il tirait la langue, sa pointe se portait jusque sur le menton, mais elle ne pouvait s'élever que fort peu, et n'atteignait ni la cloison du nez, ni la voûte palatine. Les muscles génio-glosses examinés avec soin, étaient très gros, très durs et rétractés au point que la muqueuse qui les tapisse ainsi que la paroi inférieure de la bouche, faisait des plis épais qui s'élevaient jusqu'à la couronne des dents, et recouvraient la face interne des gencives absolument comme une doublure plus ample que l'étoffe qu'elle double. En repoussant la langue en arrière, la tension des muscles augmentait beaucoup; les génio-hyoïdiens étaient aussi très tendus, et l'os hyoïde relevé en haut; ce qui devenait très sensible lorsqu'on lui faisait lever la tête.

En réfléchissant à ce que j'avais observé, je pensai que la section des muscles génio-glosses et génio-hyoïdiens pourrait remédier à cette infirmité; je fis part de mon idée à M. le docteur Durieux et à M. Rousset qui m'assistaient; ils partagèrent mon avis, et je proposai l'opération à cet homme qui l'accepta. Je divisai ces muscles comme dans l'opération du bégaiement. Tout ce qui est sur la ligne médiane fut coupé jusqu'à la peau qui est sous le menton; immédiatement après la langue rentra dans la bouche, et Dousset put parler franchement sans la sortir entre ses dents, sans bredouillement et sans empâtement.

Il s'écoula environ 30 onces de sang; je le traitai comme s'il eût été opéré du bégaiement. L'opération eut lieu le 30 avril; je le quittai le 4 mai, époque à laquelle il allait bien. Le 26 du même mois, M. Rousset m'écrivit que la guérison de ce malade était complète, et qu'il parlait bien sans sortir la langue de sa bouche.

Ce fait peut être considéré comme une heureuse application de la division des muscles génio-glosses.

TABLE DES MATIÈRES.

CHAPITRE TROISIÈME.

CHAPITRE QUATRIÈME.

FIN.

www.ingramcontent.com/pod-product-compliance
Ingram Content Group UK Ltd.
Pitfield, Milton Keynes, MK11 3LW, UK
UKHW021118220726
13924UKWH00004B/1781

9 782019 966584